超減壓的BMW身心自療法

哈佛醫學專家教你重新設定身心狀態，對抗疼痛、焦慮與自律神經失調

The Mind-Body Cure

Heal Your Pain, Anxiety, and Fatigue by Controlling Chronic Stress

蓓兒・帕瓦（Bal Pawa）——著　劉宗為——譯

目次 CONTENT

推薦序

在身體裡找回失落的自己

吳曉艾（生物能呼吸執行師、PATH身心靈中心共同創辦人）

蓓兒．帕瓦博士在一場劇烈意外後，粉碎了她原先那個平穩幸福的人生。但是在艱辛療癒的過程中，她找到了心靈與身體之間的那個奧祕。她恢復的不單只是身體的完整；雖然身體再也不會與過去一樣，但是她尋回的是一種更深層次的完整，在身體情緒與心靈層次的整合。

當我在閱讀這本書《超減壓的BMW身心自療法》的時候，內心持續地感到激盪。雖然我沒見過帕瓦博士本人，但我完全可以體會她在找尋治療過程中的那種煎熬，當然她經歷的身體創傷比我經歷過的大得多，我也深深佩服這位勇敢的靈魂。更令我興奮的是，這本書與我在自我療癒與身心靈探索中走過的路徑，包含研究與整合各種領域，十分相近！

與帕瓦博士不同的是，我是從探索心靈開始的。或者可以說，我「以為」我在探索心靈。還在大學的時候我就開始出現憂鬱症的狀況，當時也不知為何並沒有尋求醫療協助，而是直接報名了靜坐（Meditation）課程。只是結果很慘烈，因為我一開始靜坐就情緒失控崩潰，在驚嚇之中我中止了這項嘗試。後來透過運動也慢慢的好了。

出社會後的第二年，那種熟悉的憂鬱症感覺慢慢逼近。那時我已經有了經驗，對於再次陷入這種絕望幽谷懼怕至極，我知道我可能要做點什麼。這一次，我還是沒有尋求醫療協助，我「剛好」被同事帶去上一個心靈成長課程。而後就開始了我的心靈探索旅程。我再次的接觸靜坐／靜心，以及各種能量療癒法，包括薩滿、水晶、花精……等。我愛上那種平靜神聖的感覺。當時工作雖然忙碌但也如魚得水，壓力大之餘我總可以偷閒點個蠟燭靜心。想著有一天我會辭掉這個賣肝的工作，全心投入身心靈。然後有一天，就像一首樂曲忽然變了調一樣，我生病了。自律神經失調讓我每晚都無法入眠，身心嚴重失調，憂鬱症也就順理成章地回來築巢。我最崩潰的是，我學了這麼多「身心靈」，竟然沒有任何一種方式可以讓我免於這種痛苦？

和帕瓦博士一樣，在這樣的痛苦之中我持續找尋，但這次我找到的是我失落的身體。從小仰仗著頭腦的小聰明，一路靠會唸書進入全球百大企業，之後憑著一些想法概念在想像的世界探索身心靈。我從來沒發現，我與我的身體是如此遙遠。直到我摔了個大跟頭，才發現我一直像個遊魂在外遊蕩，我忘記回到身體這個家。最後透過體現

（Embodiment）的工作方式（體現移動與靜心），我找回了身體的平衡，也才明白心靈與身體是同一件事。後來接觸了更多體現相關的方法，包含頭薦骨療法、生物能呼吸療法，對於身體與心靈有了更深的理解。近年來我花了不少時間研究腦科學與神經系統，探索人類身體這個奧祕的世界，也印證著我自己在療癒路上所經歷的風景。

現代人普遍受身心失調之苦。在生理系統無法協調安定時，心靈是很難發展的。不帶著理解與敬意來接近身體，只把身體當成一種機器運作，療癒是不會發生的。

很感謝帕瓦博士寫了這本書，將許多資料整理得相當詳盡；從基礎大腦與自律神經系統的理解，到食物、運動、呼吸與靜心的生活方式，是一本非常值得保存的工具書。

前言

改變人生的那場意外

　　事發當時，我從後照鏡瞥見一輛黑色大卡車，它正全速朝向我的車子飛衝過來。我下意識地做好準備，但結果我太低估了它撞擊的力道。卡車司機開車不看路，完全沒注意到停在他前面的小車正在等待前方車輛左轉。

　　那時，我正準備從醫院返家。我在婦產科病房經歷了特別漫長的一天，替一位辛苦分娩的母親接生孩子。最終母子平安，停紅燈時，我正在回想著那個大個頭的漂亮男孩以及他聲嘶力竭的哭聲；他健康地來到這個世界。對新手媽媽與醫護人員來說，這是最讓人滿足的畫面。看著父母親對寶寶的疼惜之情，能參與這重大時刻，我感到很榮幸。我的職業所帶來的報酬就是這麼豐厚。

　　我熱愛自己的兩種角色：忙碌的內科醫師，以及兩個年幼美麗孩子的母親；而另一個孩子也即將到來。我的思緒飄向遠方：等等回到家，將會聽到孩子們興奮的尖叫聲。

這時，輪胎的刺耳摩擦聲突然闖了進來，還有令人不祥的碎裂聲。卡車猛烈撞上了我的後車廂，接著碾碎後車窗。它停止時，輪胎已靠近我的頭部，我差點粉身碎骨。撞擊突然且猛烈，我的白色小型轎車因此向前衝去，差一點被推擠到對向持續不斷的車流中；但幸好我撞上了停在前面的車子。

刺耳的輪胎摩擦聲、尖銳的金屬刮擦聲還有響亮的喇叭聲，全部都圍繞著我。我緊握著排檔桿，試圖移動車子，但右手臂感到灼熱疼痛。我的身體變成了一枚人肉飛彈：頭撞到了側邊車窗，胸口撞上了方向盤。我感到呼吸困難。幸運的是，安全帶拉住了我，我才沒有撞出擋風玻璃。

在掙扎中，我試著恢復神智，想理解剛剛發生了什麼事。路上許多旁觀者驚恐地盯著我的車，原來它已經被擠壓得像台手風琴。我的身體卡在前座，前後左右都是歪七扭八的金屬片。我感到反胃，不斷乾嘔，腦袋一陣天旋地轉，身體又劇烈疼痛。我聽到遠方傳來警笛聲，那是我在急診室非常熟悉的聲音，但現在需要被急救的是我。我爬不出車體，只依稀記得急救人員問我：「妳知道妳在哪裡嗎？妳叫什麼名字？今天星期幾？會不會覺得痛？」現場聚集的圍觀人群越來越多，在繁忙街道上，全部車輛停滯不前。我的腦袋依舊天旋地轉。隨後就失去意識了！

我所記得的下一件事情是被推進急診室。在一個鐘頭之前，我才以內科醫師的身分離開這間醫院。被裝上護頸後，我便無法轉動脖子觀看四周熟悉的事物，只能盯著天花板。那時想到，以內科醫師的身分在工作時，我從未看上去那邊。現在變成無助的病患，躺在擔架上，我才有了全新的視角。這種角色調換讓人驚恐又警醒。

「呼吸的時候會不會痛？妳知道自己在哪裡嗎？剛才是否有繫上安全帶？」一位年輕急診室醫師連珠炮似地提出問題，同時有效率地檢查我的各個重要器官。疼痛令人頭暈目眩，我一邊感到驚慌，但又不願承認自己出了大事。我知道我還活著，看到好多隻手在替我做檢查，還有人將冰冷的聽診器放在我的胸口與腹部上。他們在我手臂上進行靜脈注射時，我感覺到尖銳的針頭刺穿我的皮膚。我想起了以前檢查過的每一個患者，而當時我還是個初出茅廬的醫學系學生。

接著，放射師準備幫我照X光，也提出許多問題：「妳上次月經來是什麼時候？是否有可能懷孕了？」我懷孕了！想到我那尚未出世的孩子健康會受影響，害怕與恐慌於是在我周身流竄。又想到輻射線將貫穿我的子宮，我的身體不禁蜷曲了起來。院方通知我先生，他趕到了我身邊，但好幾個鐘頭後，我才能有條理地整理思緒，將方才發生的事情拼湊在一起。在這幾個小時內，我的人生整個翻轉，必須去面對命運的考驗與令人不安的未來。

那個夜晚開啟了我人生中的黑暗篇章，不過那最終也形塑了我今天的樣貌，對我個人與職涯都造成巨大的轉變。在接下來的七年裡，我身體的疼痛持續不斷，內心無法擺脫悲傷與痛苦，總是夜夜無法入眠。我原有美好的人生不復存在。肋骨斷裂、肩膀脫臼、肩旋轉肌腱撕裂、頸部扭傷……這些痛楚日日夜夜折磨著我，而一般常見的那些止痛藥根本無法減輕這些疼痛。

在這次的悲劇事件中，我失去了未出世的孩子，這令我感到極度悲傷與憂鬱，而身體上的痛苦因此更為劇烈。我常常在駭人的惡夢中醒來，神經系統彷彿一次又一次地反覆經歷那次可怕的意外。我的肩膀走位，所以無法將我兩歲大的女兒抱出嬰兒床，她跌倒時我也沒力氣將她扶起，更沒辦法與兒子玩球。但我渴望再次變為風趣的萬能媽媽。除此之外，我再也無法投入我所熱愛的工作：接生孩子以及照顧病患。我熟知的健康人生已然結束，我所認識的那個自己已經不見了。

在接下來幾年，為了緩解肩膀與頸部的激痛，我多次接受類固醇與麻醉劑注射，但只能帶來短期的效果。骨折雖然治好了，但癒傷組織卻壓迫到我右手臂的神經與血管，所以常常會手麻，活動時還會感到疼痛。我的身體不得不接受更多手術。第三次手術後，我躺在病床上，因為感到劇烈疼痛而醒來，看著身體上的胸管，才發現我的肺部在手術過程中產生塌陷與氣胸。當時我絕望與挫折感不斷襲來，眼淚滑落我的臉頰。

「神力女超人」發生了什麼事情？母親看到我認真工作的樣子，總是用那個外號溫柔地呼喊我。從前，都是我在救治問題、照顧他人，都是我在修復問題，是大家的救星。過去我認定理所當然的每一件事情：健康、職涯以及我那具有感染力的能量，現在全都消失了。

我的床頭櫃變成了個人藥房，放滿了止痛藥、安眠藥、消炎藥、肌肉鬆弛劑、疼痛軟膏、冰敷袋以及熱敷墊。孩子們無法理解，為什麼媽咪不能夠再陪他們一同玩樂。丈夫極力支持著我，他鼓勵我嘗試恢復自己的「神力」、縫好生命碎片。與此同時，他還得努力去照顧他的病患以及我們全家人。

接下來幾年，我看過許多專科醫師，包括神經內科、風濕免疫科、骨科、血管科以及復健科。每位專家都友善地提供療程，致力於解除我的疼痛。他們付出這麼多努力，我的痛楚與神經壓迫症狀依舊難以根除。

多年下來，我做過無數次的物理治療並不斷調適自己的心情，以患者的視角見到了我們醫療體系的真實面貌。作為內科醫師，我們只是去處理症狀：身體痛就開止痛藥、失眠就開安眠藥、關節炎就開消炎藥，而消炎藥引起的胃灼熱，也還有另一種藥可以解除。至於外科手術，不但風險極高，還會有無法預見的副作用，例如我的肺塌陷。

每一種醫療手段都會有其正反面的作用。它們能拯救生命，否則我今天就不會在這裡跟大家分享經驗。然而，有些治療法會帶來影響深遠的後果，應該讓患者做好準備。

在我嘗試復原的那幾年間，各項症狀接受不同的專科醫師分別治療，卻沒有人來整合我全身的狀況，並試圖找出它們彼此的關聯。

身體的疼痛干擾了我的睡眠，那次意外也不斷在恐怖的惡夢中重現。我每次被嚇醒後，總是喘不過氣來，身體帶著「戰鬥或逃跑」反應。夜晚無法成眠，早上我總是睡過頭，以至於無法送孩子們上學。藥物令人睏倦、意識不清，但我需要它們才能緩解疼痛。我得努力控制身體各種症狀，才能勝任母親與內科醫師的職責，但也因此陷入了疼痛、失眠與睏倦的惡性循環。諷刺的是，身為內科醫師，我卻沒有能力改變自己的處境。

有一天，我六歲的女兒回家時讓我看她為母親節製作的「媽咪與我」剪貼簿，內容全是這些悲慘的景象，這時我才覺得大難臨頭。她筆下的圖畫全都是媽咪躺在床上，身上有冰敷袋或熱敷墊，而圖畫的標題寫著「媽咪總是很累」以及「媽咪的脖子在痛」。當時我相當震驚，意識到女兒以後只會記得我的病容。我得振作起來，在孩子們的成長過程中，我不想再消極地躺在床上，像個藥罐子一樣虛耗人生，無能處理日常事務。那一天，我決定要擊退敵人、找到出路。我必須拿回人生的主控權、找回健康以及我的職業生涯！

因為肩膀傷勢，接生嬰兒不再是我能負擔的工作。為了轉換跑道，我參加了哈佛大學赫伯·班森（Herbert Benson）博士的身心治療課程。他在自律神經系統的研究上領先學界。自律神經系統是身體的自動「油門」與「煞車」。壓力荷爾蒙長期不斷分泌的話，會影響到身體各部位的運作，導致發炎等各項疾病。在班森博士的教導下，我才領悟到，疾病要能成功治癒，最關鍵的要素在於：觸發心靈與神經系統的巨大潛能。在博士的指導下我才知道，讓它們和諧運作，有可以有效修復身體的問題。最終我確實做到了。原本我把這門課當作轉換跑道的中途站，沒想到它卻徹徹底底改變我的生命！

我懷抱著東山再起的希望與決心回到溫哥華。在強大的求知欲驅動下，我不斷研究和學習，探索慢性疼痛、焦慮與創傷在治療過程中所扮演的角色。長期的疼痛與焦慮會不斷讓身體釋放壓力荷爾蒙，將近百分之七十五去看醫生的患者，症狀都可追溯到荷爾蒙的破壞性影響，包括睡眠、疲倦、焦慮以及腸道問題。[1]那場車禍意外造成我長年的慢性疼痛與焦慮，這些症狀日以繼夜地不斷觸發壓力荷爾蒙大量分泌。

車禍意外實際發生只有一次，但我的大腦卻像是壞掉的播放器一樣，不斷重複播放那段記憶，而那會引發出壓力荷爾蒙，就宛如撞擊事件再次重現一般。我在生理與情緒上都失去控制力。悲傷、恐懼、難過以及喪子之慟，都造成了我的壓力反應，並妨礙我身體的治癒過程。我開始練習冥想和瑜伽、試圖治療我的心靈與腸道，後者受到消炎藥與止痛藥的傷害極深。

今天，透過整合醫學的各項原理，我試著治療他人的身心。我們將身體視為單一個實體，而非每個部分的總和。我相信，我在自身生命裡所學到與實踐的知識，也對他人有助益。《超減壓的ＢＭＷ身心自療法》是我個人的治療旅程，它集結了我三十年來身為醫療從業人員的經驗，以及我研究的菁華。我會向讀者解釋，為何慢性壓力會全面破壞身體的運作。此外，我也會提出各種具體的練習方法，它們治療了我身心。那次意外之後，我學習到這些寶貴的智慧，並用它來治療過數千位患者。最重要的是，我要強調神經系統所扮演的巨大角色，它與我們的思考方式和想法有密不可分的連結。這些課題蘊藏著無限且有待開發的知識寶藏，足以改善我們的健康。

導論

活得心累，人生也變黑白了

許多人對生活都會感到厭倦與疲憊。工作一項接著一項，待辦清單上永遠有做不完的事情。就算肚子餓了，也只能擠出一點時間扒兩口飯吃。當然這樣很容易有胃灼熱的問題，但我們只有時間吃點胃藥，然後再繼續忙碌。每一天結束時，我們感到心力耗竭，卻無法順利入眠，起床時還會感到焦慮。除此之外，還有令人困擾的慢性疼痛。

每個人都在節食，但卻越減越肥。我們無能為力，只能尋求醫療手段以應付焦慮、憂鬱、失眠以及消化不順暢。除此之外，我們還有免疫性疾病，甲狀腺、關節與皮膚都出了問題。不論我們怎麼改善，這些症狀都越來越嚴重。每一項藥方都或多或少都會造成副作用，身體的負擔便越來越重。

想像一下，是否有可能，生活與工作依然繁忙，但不再感到心力耗竭？你是否想要在飲食過後感到精力充沛，而不是更加疲憊或胃腸不適？你是否想過得健康，每天早上起床都感到心情愉悅、精力飽滿？我想，每個人都希望人生充滿生氣，症狀消失與常保健康。上述這些境況全都有可能實現。

許多症狀都是相互連結。疲憊可能與失眠有關，而腸道問題可能會提高罹患自體免疫疾病的風險。壓力是生命的常態，但當它失去控制時，就會對我們的健康與福祉造成負面影響。但我們可以學著改變，以處理我們的無意識反應。從整合醫學的角度來看，身體各部位相互連結，牽一髮而動全身，而壓力荷爾蒙所扮演的角色更為重要，可說是疾病的重大導因。

我們的身體通常能應付短期壓力，但時間太長、負荷太大的話，就會導致嚴重的疾病，甚至危害到生命安全。糖尿病、憂鬱症、心臟病、免疫問題、呼吸不順甚至包含癌症，都與嚴重的長期壓力有關。數據顯示，長年下來，壓力會累積在大腦以及DNA中，並造成慢性發炎等有害的影響。目前主流的醫療趨勢是「身體哪裡有不適感，就服用相關的藥物」，而不是去探求症狀的根本肇因。在診間中發現的症狀，也許有百分之七十五都能歸因於長期壓力，那麼我們就應該去探尋它們的根源在哪。

我一開始接受的是藥師訓練，根據課堂上所學，藥物可以治療絕大多數的症狀。安舒疼（Advil）可停止疼痛；消化咀嚼片（Pepto-Bismol）有助於解決胃部不適；依那普利（Vasotec）可降低血壓。我很快便理解到這些都只是權宜之計，而我希望為人們的生命帶來更大的改變，因此我選擇成為醫師。藥師按照處方配藥，我則變成在開立處方的人。面對疾病時，醫師的專長是「為它命名、制伏它並且咒罵一番」。我承認這種醫學模式能有效地處理各種症狀，但卻並非治癒患者的最佳途徑。每當我試著改用整體且全面診療方式，診所等候看診的排隊人龍就會更長。

我很快便意識到，當前的醫療體系並未提供足夠的時間、資源或與訓練，讓內科醫師發揮所長，去探究問題的根本肇因。我們用最新的科技與藥物去治療症狀，卻忘記治癒始於患者對自己身心狀態的了解。但直到變成患者，才體驗到醫療體系中的不足之處。之後，我才開始積極地將「整合式照護」作為我行醫的核心焦點。在我自己的治癒過程中，我大量應用身心療法，並理解到，雖然醫療手段有助於緩解症狀，但療效要持久，就要先從心靈層面著手。我對患者使用整合式療法後，證實了這個觀點。疼痛、焦慮與睏倦都是壓力過大所引起的症狀。

為了延續物種生存，大腦的運作原則就是要不計代價地保護人身安全：偵測威脅、避免受傷且追尋快樂。不管做什麼事，我們都會尋求最省力、最有成效的方法。經歷了數千年的歷史，人類的生活環境不斷改變，但從遠古時代就設定好的大腦神經路徑依然維持不變。現代人大多不再需要提防毒蛇猛獸，不用日日擔心自身的生命安危，但恐懼與焦慮感依然時不時出現。對於大腦來說，現代生活的壓力就像遠古時大自然的威脅一樣，會令它啟動備戰的反應模式。神經系統不斷地受到觸發，長久下來人就會生病。

整合醫學專家詳細劃分了心靈與大腦的各項功能。大腦整合了身體各部位的神經，包括在顱骨內的神經元，並負責傳送與接收貫穿全身的化學訊息。心靈在想什麼，大腦就會跟著運作。而心靈包含情感、知識與直覺，所以人類對事物才會有感受、覺察、想法、念頭以及思索。心靈是人最好的朋友與支持者，能幫助我們發展韌性。但如果心靈充滿了恐懼、疏離或與反抗的情緒，它就會變成我們生活中最大的絆腳石，阻礙我們前進。

內科醫師大多不去探究疾病各方面的系統性肇因，也不著手處理症狀的真正源頭，最終患者只得接受更多的診斷與檢查，並承受藥物所引起的副作用，進而增加社會的醫療負擔。看看美國與加拿大兩國驚人的醫療支出，就知道光是治療症狀解決不了問題，必須把重點放在患者身上。因此，我們必須改從全人醫學的角度看待疾病，如此才能真正改革醫療環境，而現在正是最好的時機。不論是醫師或患者，每個人都脫離不了關係。若你想改變心態，以喚回自己的健康並且改變整個人生，本書是極佳的起點。

醫師一般只會把重點放在症狀，所以會詢問患者哪裡不舒服，而患者也大多會接著指出病痛的位置。這種問答簡要又直接，但卻迴避了問題的根源。

試想，如果醫師能問患者「昨晚睡得如何」，就能知道他夜晚的作息，並解讀他深層的身心感受。若患者表達：「大兒子感冒，小嬰兒又哭個不停。」這樣我們就知道他的失眠原因。若是患者說：「我好害怕，我的心臟不知何時會再次停止運作。」那我們就知道他對死亡有極大的恐懼。透過這種具體的問答過程，我們才能知道患者的生活關鍵要素，並以此確認治療的方向，有效維持患者的健康。因此，面對患者時，在我們不再只關注症狀與疾病，而是先去了解他生活的整體健康狀況。

這幾年來，我的研究領域拓展到功能醫學與荷爾蒙，成為認證合格的更年期臨床醫師，並且與達萬（Nishi Dhawan）醫師共同創立了西岸女性荷爾蒙調理診所（Westcoast Women's Clinic for Hormone Health），為數千位患者提供全面性的整合式照護。透過特有的醫療手段，我們推廣全人醫療的概念。直到今日，我持續向各界傳遞相關的知識與方法，包括醫學院的學生以及社會大眾。

你在本書中所讀到的內容，充分反映出我所受的正規教育、研究領域以及我的臨床經驗，後者包含許多患者（包括我）的成功故事。你將會知道，自律神經系統原來是我們祖先得以生存下來的關鍵，而這項原始的防禦系統如今又成為我們生活的阻力。我也會解釋，壓力荷爾蒙如何攻擊大腦，而大腦卻恰恰是壓力荷爾蒙的生產者。

生活若不斷承受龐大的壓力，大腦就會在全身各部位誘發出壓力反應，從呼吸系統、腸道、肌肉到免疫系統，結果全身上下充滿大小的症狀。

在本書的前八章，我將詳述壓力對身體各個系統所造成的影響，以及其最終所帶來的傷害。我也會在每一章教導大家如何培養出健康心態，並提供具體的方法來開發心靈的潛能，以降低壓力反應，進而恢復健康。到最後一章，我會統整在前面七章所列舉的實踐方法，組成全身性的療癒工具箱，用以擊退慢性壓力。我堅信，體內所有系統都相互關聯。只要設法解決症狀的根本肇因，也就是大腦以及身體所承受的壓力，我們便能走向治癒之路，並且打下永久健康的根基。

寫這本書的目的並非要質疑當代的醫療實務，也不是要貶抑飲食、基因以及其他要素在疾病中所扮演的角色。我們依舊得設法去消除這些致病因素。我提供簡單而實際的方法，讓讀者能改變心態與生活方式，並在短時間內變得更加健康。學習這些方法，等於是將健康的責任交回到你自己的手上。我希望你能夠明白，長年的負面情緒與壓力會造成大大小小的症狀。因此，管控情緒是非常重要的事情，這樣神經系統才能為你工作，而不是處處與你作對。

現在回想起那場可怕的意外，我總覺得，它帶給我一件珍貴的禮物。我因此學會管控神經系統，改變個人的身體狀態。我重新設定心靈的運作方式，讓身體用正面的方式回應壓力。身為內科醫師，我研發了一套全新的醫療方式，也更有能力去提升他人的健康狀況。我的病患們都重拾健康的人生！這麼有效而實用的方法，我一定要跟大家分享。希望本書會是你健康旅程的起點。你將會學到內在對話與深層信念對健康有多麼重要，重新設定思考模式，你才能帶領自己做出健康的決定。準備好了嗎？我們一起來去打造更健康的身體吧！

第1章 喜樂的心，乃是良藥

要對抗壓力，最有效的工具就是思想。所以我們要選擇健康的想法，放棄有害的念頭。

——美國心理學家威廉・詹姆斯（William James）

自我評估

每個人都要重視整體的心理福祉，包括精神與情緒健康；所以得學著掌控想法、感受與行為。有效處理壓力，且適時化解憤怒、恐懼與其他負面情緒，身體才能更健康。精神或情緒常年有問題的人，就會覺得活得很辛苦，這時就得學習必要的方法與技能，以便有效處理壓力。在生活中感到動彈不得的人，會有以下徵兆：

- ❖ 無法掌握自己的身體狀況。
- ❖ 經常自我批評，內在對話總是充滿負面的內容。
- ❖ 心情起起伏伏，總是做出衝動的決定。
- ❖ 總是在照顧他人，但卻不了解自己的需求。
- ❖ 經常感到被人拒絕，對他人的批評全盤接受。
- ❖ 不知不覺地陷入負面思考模式，總是覺得不滿足。
- ❖ 對生活沒有熱情與動力。
- ❖ 害怕犯錯，渴望有完美的表現。
- ❖ 難以因應日常生活中微小的壓力，就連坐上擁擠的公車都會崩潰。這些難題一般人可以輕鬆化解，甚至拋在腦後。
- ❖ 過度擔心健康狀況。
- ❖ 身體感到不適時，就會責怪他人或環境。

療程從心靈開始，是因為我們最終要靠它做出決定（雖然大多是無意識地做選擇），進而影響我們的身體狀況。我們對外在世界的認知，其實多半反映出自身的信念與想法，而非週邊環境的真實樣貌。今日許多作家都在探究心靈與身體之間的關係，但都忽視了心靈與大腦的連結。重點在於，人的念頭對身體的自主運作有極大影響，兩者的關係錯綜複雜又密切。我們總是在有意無意間，讓負面想法自動運作，觸發大腦不斷釋放出壓力荷爾蒙，最終導致大大小小的問題。不過我們可以轉念，試著管理自己的想法與念頭，有意識地影響大腦的運作方式，以消除壓力和病痛。因此，先探究心靈，才能找出它與大腦和身體之間的連結。

心靈的力量

「心靈」與「大腦」這兩個詞彙一般人都交替使用。事實上，它們是兩個相關但各自獨立的實體。大腦是個驚人的器官，具有明確的形狀、大小與功能。它大約一點四公斤，由灰質與白質組合而成，結構很複雜，外表看起來像豆腐，內部包含數百萬條神經細胞、神經以及血管。我們過去認為，只有人類這個物種有大腦。我們現在才知道，許多大大小小的物種，從果蠅到藍鯨，都有某種形式的大腦與神經系統，以運作其身體的各種功能。

人類生存在地球上數千年，大腦的形狀與尺寸都有改變。舊石器時代的尼安德塔人額葉比較小，大腦功能比較少。如今，大家都已熟知，大腦是身體所有行動的控制中樞。舉例來說，當你不小心碰到燒燙的火爐，疼痛信號會在一毫秒之內傳遞給大腦，因此你會迅速把手收回，以免造成更進一步的傷害。

心靈是難以定義、抽象的概念。絕大多數的動物都有大腦，但很判定牠們有心靈。心靈的組成基礎是記憶與經驗、概念、信念以及個人觀念。透過心靈的運作，我們能夠有意識或無意識地評估處境、處理資訊、並且做出決定。我們無法用科學儀器檢視他人的心靈，當然也不知道它形狀、大小與所在位置。理論上，心靈是大腦的功能之一，但不等同於大腦。有了心靈，我們才能覺知、意識到這個世界，並且展開理性思考。舉例來說，有次你說了不得體的笑話激怒朋友，但之後在自我反省下，對自己的無禮言行感到失望。透過心靈的作用，我們反思自己的一言一行。它就像一位觀察者，聽著我們內心所有的對話與想法，這就是人類專有的機能（或許其他生命體也有）。

在十九世紀，許多知識分子都在探究，身體的各種功能是對應到大腦哪個部位。他們才慢慢了解，大腦統合了各個部位的功能。透過蓋吉（Phineas Gage）的案例，研究者更加清楚大腦的機能，並發表更多相關研究。

蓋吉是位鐵路工人，在一八四八年遭逢意外而致使腦部受到創傷。[1]當時他命令一群工人去炸開擋在鐵軌上的大石塊，結果一支長鐵棍飛出，由他的臉頰左下方刺入頭骨，穿越左眼後方直到大腦左邊，最後穿出腦殼。幸運的是，這位年輕人活了下來。

根據朋友們的形容，蓋吉是個親切、不飲酒、有同情心、有道德感且相當友善的小夥子。但在意外發生後，朋友與家人都發現他變了一個人。他開始酗酒，也越來越逞兇好鬥，還會用難聽的話羞辱身邊的人。他們熟悉的那個好好先生變成一個愛挑釁的混蛋。更令人訝異的是，蓋吉有意識到這個巨大的轉變，也記得以前自己的模樣，但卻無法控制他的言行。

科學家們開始猜想，人格也許存在於前額葉，亦即蓋吉大腦遭到鐵棍刺穿的部位。一百多年來，科技不斷進步，神經科學現在能夠解讀出大腦各個區塊所負責的不同功能，例如語言、身體動作、認知與記憶。科學家發現，前額葉掌管較高階的思考能力，如決策、人格特質以及判斷，但卻不包含自我意識。蓋吉喪失了自我克制的能力，也無法判定各種情緒所適用的場合。他喪失了許多人格特質，但我們還是不清楚，他是否喪失了心靈。在蓋吉的大腦裡，顯然有位觀察者察覺到自己的行為與思考方式已經完全不同，但這位觀察者究竟是誰？

心靈與大腦的複雜關係

今日要標示出大腦的功能區塊已經不是件難事。研究人員不斷刺激受試者大腦的各個區塊，並且觀察他身體的相應動作，以繪製明確的圖表，讓我們知道大腦各個區塊所掌管的身體功能，如語言、聽覺、視覺、動作以及平衡能力。幾乎所有人的大腦都符合此圖表所示。不過，心靈的功能就很難製成圖表，畢竟我們的言行沒有一套共有的規則與程序。事實上，針對大腦與心靈如何互動，眾說紛紜，不同學派有各自的理解方式。

至少科學家們大多同意，人類有一項能力稱為「後設認知」，用來覺察與理解我們自身的思想過程。換言之，我們會反思自己的想法。運用這項能力，就更可以釐清自己的思考模式與路徑，進而改善我們的行為、表現以及對事物的理解。神經科學家、心理學家與精神病學家一直都在努力，從各自所屬的專業領域，嘗試去揭開人類複雜心靈的奧祕。

神經病學家專精於研究大腦與神經系統。關於心靈與大腦的關係，他們的答案十分明確：心靈是大腦的功能之一。大腦功能正常，才會有意識清明的心靈，而科學家得從大腦去探究心靈的奧祕。若沒有大腦，就不會有心靈。因此他們主張，意識只是大腦的某項機能，在正常狀態下，它能獲取訊息、解讀意義、進而儲存在記憶中，視情況隨時取用。

舉例來說，嚴重中風的患者會失去意識，但大腦依舊在運轉，心臟、肺臟、腸道與循環系統等皆持續運作。但他們還有心靈嗎？我們並不知道。患者處於昏迷狀態，已無意識。我們並沒有任何方法去檢視他們的心靈是否還在運作。未來也許我們能發展出更為精密的科技，到時也許能解開心靈之謎。

心理學家的專長是研究人類的行為模式。他們大多抱持著「身心二元論」，認為心靈與大腦乃兩種不同的實體。他們認為，許多人的大腦雖然完整運作，意識也很清楚，但卻失去與心靈的連結。意思是，人們有同情心與憐憫心，有時卻也會自私自利，導致心靈變得遲鈍，留下大腦無意識地在運作，以維持身體機能。經歷過創傷或災難的人們，有時會封閉自己的心靈，這樣才能斷開與回憶的連結，不再想起令人悲傷與痛苦的畫面。因此，他們的生理運作都很正常，但卻與心靈分離。有些人還會酗酒或嗑藥，去麻痺自己的心靈，以免不斷想起那些回憶。

大多數的心理學家都主張，心靈可區分為意識與潛意識這兩種層面。他們觀察到，童年時我們個性還沒定型，會花許多時間觀察與模仿周遭的人們，以收集語言與行為資訊。這些未經處理的回憶、情緒以及行為模式會放入心靈的資料庫，以應對未來的各種狀況。這些深藏的編碼可以組成各種工具，讓我們面對人生的諸多狀況。我們潛意識中的概念和心態就是由此而來，我們後續會探討此點。而心靈有意識的那一面會變成冷靜的觀察者，反覆確認接收到的外界資訊，不斷進行比對和分析，以決定下一步的作為。

精神病學家的本職是醫師，他們的受訓專長是治療各種精神疾患，包括憂鬱症、思覺失調症以及躁鬱症等，他們有能力開立處方藥物以及進行心理治療。他們大多認為，精神疾病的起因在於大腦受傷或是化學作用失衡。此外，童年時與遭受的身心創傷，多少也會影響人們的行為模式。許多研究指出，躁鬱症等心理疾病其實是一種大腦功能障礙，起因是大腦內部的化學物質失衡，造成患者的想法、心情、認知與行為錯亂和失調。[2]為了治療心病，精神病學家會採用認知行為療法與藥物。他們把心靈與大腦當成兩個實體，並且認為心靈的結構非常複雜，許多要素在裡面交互作用，包含大腦的生物化學與結構問題。

心靈二元論者諸如心理學家與精神病學家，將潛意識視為心靈背景，思考者站在前面，去進行所有的意識活動，例如記憶、溝通、學習以及吸收資訊等。潛意識影響了我們的整個人生，但我們並非總是能夠理解它如何發生作用。我們做出種種選擇、判斷與決定，卻未察覺到潛意識控制著自己的各種習慣與無意識行為。全世界最知名也最富爭議性的精神分析學家佛洛伊德（Sigmund Freud）用冰山來比喻這項概念。他說，一般人只能感受或「看見」冰山最上端浮出水面的那百分之十，那便是有意識的心靈，剩下的那百分之九十潛藏在海浪底下，就是無法被察覺到的潛意識。[3]有意識的心靈會以為自己正在指揮冰山前進，但事實上，它與潛意識交界的海浪與水流才是真正的領航員。

然而還有一種見解。宗教人士認為，心靈就是靈魂，具有道德與情感上的力量，指引我們探索這廣大的世界，所以也屬於意識的層次。有些人能理解此種觀念，並且深信不疑，於是能清楚感受到自己與更高層次的力量有緊密的連結。

由此可知，宗教人士仍然是二元論者，所以他們並不認為，單憑大腦功能便可解釋意識的起源。他們並不否認，大腦會啟動身體各部位的細胞，發送並接收相關的化學訊號訊息，進而完成複雜的工作。但這不是心靈的全貌。宗教人士主張，宇宙間存在某個巨大、無限的意識，它能掌控天地萬物的運行，其中的奧妙是生物、物理與化學等學科無法解釋的。

心靈是非常複雜的研究領域，許多研究當前都在積極進行，但我們也許永遠也找不到普遍性的解答。身為內科醫師，我見識過思想與信念的強大影響力，我們的行為、選擇以及健康狀況都受到它們所控制。想改善健康的話，就一定要設法連結自己的心靈與身體。患病的那幾年，我深深體解到，只有重新設定自己的心靈，讓內在有所成長，心態變得更健康，想法、信念、內在對話以及行為有所改變，才能看到治癒的曙光。

如今，心靈的神祕之謎尚未完全解開，未來還有很長的路要走。專家開發了先進的科技與診斷方法，比如運用功能性磁振造影去測量情緒，看到數百萬個神經衝動在全身上下的細胞間傳遞與接收訊號。透過這項精密的神經造影技術，我們就能觀察到，人一有念頭，大腦某區塊的血液就會流動，在儀器上該區塊便會發亮。交叉比對數百張影像圖片後，科學家便能找出各種情緒在大腦的位置。只要看著儀器，我們就能分辨某人是在生氣、專注、欣喜或是憂鬱。此項科技有助於醫師去診斷出心理疾病，並找出哪些思考模式會導致身體出問題。在不久的將來，我們也許能進一步檢視各種想法，以看看它們對內臟與身體功能有什麼影響，例如想到不開心的事，腸道的血液流動就會不順暢。因此，當我們更了解思想與生理表現之間的連結，那也許就能找到出路，運用心靈的力量去改變或影響大腦的神經衝動。

心靈的四種面向：智性、應用知識、身體記憶以及意識

在我看來，要全面理解心靈，就得結合心理學家的研究以及宗教人士的體悟，如此我們才能理解到，心靈不是單一的生理器官，而是多面向的內在核心，包括智性、應用知識、身體記憶以及意識。

智性指的是思考能力與知識，但不包含實際經驗。它就像是一本教你開車的操作手冊，但你還是得坐上駕駛座，才知道怎麼踩油門上路。

第二個面向為應用知識，唯有在生活中應用智性，它才能發揮效用。就像你終於開車上路後，才發現路上有許多突發狀況，因此路考比筆試難得多了。我們對心靈的理解也是如此。身心的相關書籍市面上很多，大家也都理解兩者的密切連結，但許多人從未親身感受過身心的交互作用，也未能夠應用那些知識。唯有具體實踐這些技巧，才能真的用來改善健康狀況。

第三個面向是身體記憶。有些人深信，身體裡的每一個細胞都有心靈。過去我們認為，心靈只位於大腦，但美國生物學家利浦坦（Bruce Lipton）的研究顯示，所有的細胞都有記憶，並且能夠對身體所處的環境做出反應。[4] 舉例來說，細胞會依據當事人的正負面想法去改變它們的行為與基因特質。因此，我們應該將細胞膜（而非細胞內的DNA）視為「迷你」大腦。研究人員還發現，某些細胞會記得技能與創傷。有些鋼琴家患有阿茲海默症，忘了該怎麼彈鋼琴，但只要把他們的手指放在琴鍵上，就可以引發相關肌肉的生理反應，自然而然彈奏出樂曲。同樣的，有些運動員手腳受過傷，只要回想起當時的意外，該部位的肌肉就會抽搐。

心靈的第四個面向是意識，它不會受記憶、經歷或偏見而失去功能。每個人天生都帶有這種基本的理性精神，並因此遵循普遍的道理去生活。有些宗教人士認為意識跟神性與靈性有關，所以心靈就是靈魂的一部分。

從這些面向去檢視心靈，就會發現心靈並不存在於身體任何一個部位。其實它無所不在，全身上下都有心靈的元素，由此我們發展出獨特的個人經驗。或許在未來，科學家會研發出更為精密的方法，設法標示出心靈的各種功能，並且用數據與圖表去分析內心的活動歷程。在那之前，我想最好對各種心靈理論還是保持開放的心態。我大膽設想，心靈蘊藏了無限的潛在能量，還連結到巨大、神祕的意識空間，但這只是我個人的看法。

回到本書的脈絡，我們只要理解，心靈與大腦不能劃上等號，而且它有能力（哪怕是無意識地）影響大腦的運作。

心態就像心靈的濾鏡，不要老是放大負面經驗

了解心靈及其多元面向後，我們就知道，為何內心會出現各種轉瞬即逝的想法與觀察。心態就像心靈的鏡片一樣，讓我們用特定的視角與觀點去認識世界。[5]心態就像全自動的導航儀器，帶領著我們面對與處理各種事務。而心態則受到意識與潛意識心靈或所影響。前面談到，心理學家相信，潛意識就像思考時的背景一樣，會影響我們做決定。從小到大，我們對各種人事物所產生的感受，以及連帶產生的情感與意義，都儲存在潛意識之中，並且形成了每個人的基本心態。要立刻轉變心情不難，但要改變心態，就要非常努力，但這是邁向健康人生的起點。

有些人總是不願面對負面的人事物，只想透過樂觀的濾鏡維持假象；但也有些人只記得負面經驗，而且不斷放大它們的意義。正如童年時期所遭遇的不愉快經驗，往往會造成我們長年的負面心態。[6]我們不禁感到好奇，樂觀與悲觀究竟是人的天生特質或是後天養成的？無論如何，經由潛意識所儲存下來的記憶，確實會變成我們看待人事物的濾鏡，進而影響我們的所作所為。

潛意識會幫我們設定生活規則，找出最簡便、最保險的做事方法，讓我們得到預期中的成果。有了這種自動自發的機制，我們就能有效地處理日常事務。但是，如果不小心培養了壞習慣，讓自己在身心失調的情況下生活，那麼潛意識不但無法幫助我們正常運作，反而會帶來更多問題。在理想上，擁有單純而健康的心態，我們就會自動去做對自己有助益的事，以實現圓滿的人生。

多數人面對自己的健康問題時，總是會尋求正面的解決辦法，但最好讓理智發揮效用，才不會輕易地被無意識的習慣牽著走，導致生活失序。況且，如果我們的潛意識總是在放大負面感受，我們甚至會不自主地搜尋不愉快的經驗，以強化自己的偏見，進而阻礙我們朝正面的方向努力。

想要將壞習慣變為好習慣，需要不斷自我覺察、反覆練習良好的舉止。我在行醫過程中觀察到，有些患者老是在譴責自己，帶著羞愧與罪惡感生活，或是一直陷在受害者情結中，所以很難走出困境。不過，也有許多人能夠自主地保持健康心態與作息，並且用正面的態度迎接挑戰。

如果生活老是碰壁，最好檢視自己是不是在無意識中老是把自己帶往絕境。記住，太多負面的想法會讓人生病，正向的念頭則可以創造健康。因此，我們必須仔細檢查自己的導航模式，避免自己的所有言行都受潛意識的黑暗面所操控。

心態會影響健康

我最常用電腦來類比心靈、大腦與身體三者的連結。心靈就像程式設計師，大腦則是執行程式的電腦，而身體是螢幕，會顯示各種狀態。內科醫師在評估患者的症狀時，會測量血壓、心跳率，觀察他消化是否正常，必要時進行抽血檢驗。這樣就像修電腦時只盯著顯示器找問題，只根據表面顯示的內容（身體症狀）去找問題，接著開立藥物或安排檢驗。但我們應該深入研究，患者那個獨特的身體正在執行什麼程式。既然心態是應用程式，那就應該不時「升級與更新」，甚至得完全換掉。換裝新的程式後，螢幕上會顯示出全新的資訊。同樣地，改變心態後，就有能力去掌控自己看事情的角度。

成長心態與定型心態

美國心理學教授杜維克（Carol Dweck）在其著作《心態致勝》（*Mindset: The New Psychology of Success*）中指出，心態可分為成長或定型兩種，它們會決定個人能力可以發展到哪種程度。[7]有些人相信，自己的成功全靠天生的稟賦，杜維克認為，這就是定型心態。意思是，他們認為自己天生的智力與才能還不錯，但也沒有更多的成長空間。他們具備某些知識，但對未知的領域毫無興趣。

另一方面，有些人相信自己的成就全憑努力而來，所以總是在找機會學習與自我訓練。這種堅持不懈的精神，杜維克稱為成長心態。面對某項工作，如果第一次沒有取得成果，他們會更加努力與學習，深信將來會表現更好。在許多文化中，勤勉工作是重要的價值。我們都深信，唯有找對方法、努力工作，才能順利達成目標。但我們也不得不承認，擁有與生俱來的天賦才能，的確佔有一定優勢。

舉例來說，如物理學家愛因斯坦和NBA巨星麥可．喬丹這樣的大人物，確實擁有過人的天份與才能，才能創造如此顯赫的成就。然而，天賦並非他們唯一擁有的特質，杜維克指出，成功還需要更多因素。愛因斯坦的確發明了相對論，但他沒有因此鬆懈下來！他堅持不懈，繼續鑽研各種學科，達成更多舉世的創舉。由此可見，他對知識的渴望過於常人，自律的精神又強，才能完成這麼多研究。他成為歷史上最受敬重的物理學家，絕非只是巧合。

同樣地，麥可．喬丹若贏得幾場比賽就退休，遊手好閒地度過下半生，還沉浸在過去的光環裡，那又有誰會尊敬他？直到今天，大家都還讚譽他是籃球之神，是因為他從不停止前進的腳步。

除了不可思議的天賦，這兩位名人還有許多過人的特質，例如堅毅不拔、充滿好奇心以及膽識。他們持續不斷地自我磨練，讓自己的專業技能達到巔峰。因此，過人的才能只是一項特長，唯有搭配上進不懈的心態，才能造就史詩般的功業。

這種心態理論也可應用在健康議題。有的人抱持著定型心態，認為人的身體狀態永遠無法改變。但也有人具有成長心態，相信自己有能力改變生命的樣貌。這幾年我診治過無數的患者，見識到各式各樣的心態，借用杜維克的理論，大致可區分為疾病與健康心態。你一定要深信，心態並非固著而無法改變，它就像軟體一樣可以「升級」與「更新」，而且大腦也會跟著活化，我們的生活就能有所改善，最明顯的就是身體更健康了。內在能力要有所提升，就要先從改造心靈（程式設計師）著手。

健康心態

擁有健康心態，就是相信自己多少能掌控身體的健康狀況。「改變終將到來」，具備這樣的信心，我們就願意去學習健康知識並身體力行，期待會有所收穫。事實上，他們也深信自己擁有自癒力，許多小病痛因此就消失了，這就跟安慰劑的效果一樣。

擁有成長心態的人，總是付出大量的時間與心力，也因此變得更聰明、更有才華與能力。同樣地，有健康心態的人也因此頭好壯壯！他們在兒時已發展出強大的信念，相信自己可以左右身體狀況。成長過程中，他們也學習到自制力，做出對健康有益的決定。他們不斷培養良好的生活習慣，才有如此可觀的成果。NBA巨星杜蘭特（Kevin

Durant）說得好：「當天才不努力時，就會被苦幹實幹的人擊倒。」想要變得健康，就必須付出時間與心力，培養良好的思考模式、生活作息以及各種習慣。

不是每個人天生都有健康心態。我們也應該理解到，信念會影響細胞的活動，進而改變身體的健康狀態，所以要多多學習相關的知識與技巧，才能有效改善健康。事實上，每個人都有巨大的潛力，足以開發自身的養生技巧與修復力，而這比任何天賦才華都還珍貴。有些人的身體功能受到基因所影響，但除了那些罕見案例外，大部分的人身心還是有極大的發展空間。

疾病心態

抱持著定型心態，就會認為自己的能力與智性有限且無法成長，因此不會想要改變。他們認定，自己的人生注定被基因所影響，就像有運動細胞的人才能去當運動員，因此相信自己無法改善身心的健康狀況。他們不會為了健康而改變作息，反正生病是天注定的，自己無能為力改變。這種態度就是疾病心態。

如今我們知道，失敗主義有害健康，它不但讓人生病，還會減低治療的效果。換言之，抱有定型心態的人，在任務開始之前，就會先搬石頭擋住自己的路。他們不肯努力改變生活型態，因為他們打從心裡相信，任何作為都起不了正面的效果。

確實，許多改善方針都對這類患者無用。因為他們身上出現了「反安慰劑效應」。也就是說，他們在潛意識製造有害的化學物質，進而破壞自己的健康。他們深信任何改善方法都無效，所以身體也就只想維持原樣。癌症患者被告知僅剩六個月生命時，千萬不可放棄希望，否則就真的只能再活半年。患者若不願向命運屈服，有時就能活得比預期更久，甚至完全康復。

因此，健康與疾病心態最主要的區別在於信念。唯有不斷吸取健康相關的知識，相信自己有能力改變生活型態，才能擺脫有害的宿命論。擁有健康心態，樂於追求成長、迎向人生，並創造改變的契機，這樣的人能吸收新知、採取行動並發展出韌性。改變心態、更新程式，身體會運作得更順暢。

案例研究：珍與卡蘿

多年前我有兩位患者珍與卡羅，她們沒有親戚關係，年紀也相仿。她們在差不多的時間被診斷出有乳癌。從病理報告看來，她們的切片檢查結果也很相似，因此我將她們介紹給知名的癌症專科醫師；他分別與她們約好診療時間。

卡蘿的個性簡單直爽、隨遇而安，人緣也非常好。她總是積極面對自己的健康狀況。我向她解釋癌症報告的結果，她感到有點訝異，但冷靜地問了一些問題，然後便回應道：「醫師，之後要麻煩妳了，只要有適合的治療方法，我都會全力配合。我還想去環遊世界，跟孫子們享受天倫之樂。」離去時，她還問我說是否有推薦的書單。

幾天過後，另一位患者珍前來看診。我同樣地向她解釋診斷結果，可是我話都還沒說完，她就開始恐慌了。她的姑媽在多年前因乳癌過世，她目睹了死亡的過程。不管我做再多的保證，並講解今日有哪些新式療法，都安撫不了她。她深信自己會步入姑媽的後塵。我花了快一小時才讓她冷靜下來，並繼續解釋後續步驟。

初診後沒過多久，卡蘿與珍都進行了相同的手術，由同一位外科醫師執刀。術後，腫瘤科醫師也開立了相同的化療藥物以及放射線療程。她們兩人的病理報告差不多，所以接受同一套的療程。

珍太過焦慮，於是我介紹她去進行諮商以及參加癌症支持團體。諮商師回報說，珍的內心充滿了對病痛與死亡的恐懼，對自己的身體以及醫療體系都沒有信心。她的焦慮症越來越嚴重，我必須開立安眠藥與抗焦慮藥物。有時，焦慮嚴重到變成恐慌症發作。除了去醫院約看診，否則絕不離開家門。珍切斷了自己與朋友間的聯繫，也不再去教會。

當然，在這種情況下，感到焦慮是自然合理的表現。焦慮是一種能量，但我們能夠想辦法引導、疏通它。珍無法接受現實，才產生焦慮的情緒，進而讓身體更加難受。卡蘿則試圖引導自己的焦慮能量，讓它轉化為有建設性的行動，這樣才能維持生活的動力，繼續邁向她的人生目標：環遊世界以及享受天倫之樂。

珍的身體對癌症治療毫無反應，還出現嚴重的副作用，預後狀況也很差。腫瘤科醫師找我一起商討對策。卡蘿接受化療後也出現副作用，經歷了許多難熬的日子，但後續的診斷報告很樂觀。這個差異令人難以置信，我也感到非常困惑。外科醫師確認過，這兩位女性的病狀一樣，但接受相同的療程後，為何會有如此不同的反應？我是否忽略了哪個要素？某天結束工作後，我重新審視這兩份報告，試圖找出原因，為什麼其中一位患者日漸衰弱，而另一位患者卻越來越健康。

令人難過的是，珍的病況日趨嚴重，癌細胞擴散到其他器官，包含大腦。經過十八個月的治療後，她輸掉了這場戰役。對珍來說，癌症就是萬惡的敵人，她只有感到生氣與害怕，卻無法打敗它。

除了可怕的副作用，卡蘿的復原之路很順暢。她頭髮掉光了，於是買來幾頂假髮，還替它們取了有趣的名字。亞麻色的假髮是瑪麗蓮．夢露；帶有白色條紋的深棕色假髮是「一九七五樂團」。卡蘿始終維持著樂觀的幽默感，每一天都心懷感恩。她將癌症視為「禮物」，以提醒自己要盡情地度過每一天。如今，卡蘿還健康活著，癌症也已治癒。我偶爾會收到她寄來的卡片訊息。她果然搭遊輪去環遊世界了，與孫子們共創無數美好的回憶。

診療這兩位病患後，我努力分析她們在心態上的差異。珍在開始奮戰之前便已經認輸。對死亡的恐懼遠超過對她自己與醫療體系的信任。珍深深相信，癌症一定會殺死她，結果也如她所預期。她是典型的疾病心態患者，旁人無力去改變她的信念。這就是「反安慰劑效應」的巨大威力。

培養健康心態好處多多，但光是從理論上去理解不夠。許多自我成長的書都寫著：

「時時懷抱著健康的念頭，身體狀況就會改善。」這的確是正確的出發點，但除了有良好的心態，我們還要在實務上不斷努力與練習，才能讓正向思考發揮效用。有了充足的知識與正向的自我對話，才能說服潛意識。所以我們一定要對自己有信心：你就是治癒的關鍵，而療效始於信念和行動。

如何培養健康心態

身為內科醫師，診療過無數的患者，由此我整理出健康人生的共同特質。抱持健康心態的人，會將身體的問題視為挑戰，也常主動發問。他們總是保持開放的心胸，帶著好奇心努力求知，希望自己有能力克服困難。他們付出許多心力去耕耘自己的健康園地，也知道健康是人生最重要的資產，一定要妥善去照料自己的身體。

他們不會掩飾自己脆弱的一面，必要時也一定會尋求他人幫助。他們懷抱樂觀進取的態度，踏出自己的舒適圈，打造健康的生活。他們總是做好未來的規劃，跟家人與朋友培養深厚的感情。他們喜歡立下目標，讓生活更加豐富。具備健康心態，才會接受現實，把疾病看成挑戰。所以他們總是找機會學習養生知識與方法。換個角度想，不妨將病痛所帶來的負面經驗，視為「天上掉下來的禮物」，而非詛咒。保持愉快的心情與幽默感，對健康總是有幫助。挖苦自己或嘲笑人生；「養生不是什麼嚴肅的功課」，有這番體悟，才能常保健康。

我有位患者是體育系的學生，他跟我一樣經歷了嚴重車禍，身體各部位受創，包括脊椎神經損傷。外科醫師說他永遠無法再行走。但他將此當作挑戰，想證明了醫師錯了。他在一年內恢復走路的能力。憑著十足的堅毅與決心，他復健成功，成為醫學上少見的特殊案例。

除此之外，還有數以百計的患者在挑戰不可能的任務，想證明醫師看走眼了，其實自己有無限的自癒力。他們在患病前就已經是樂觀的人，常年保持健康的心態。他們有堅定的信念與人生智慧，相信自己有選擇生活的能力。儘管外在環境總是會出現困難，但他們總是能從內在找到回應的方法。為了加強療效，我會鼓勵患者們在治療過程中扮演積極的參與者，學會為自己的選擇承擔責任，進而由此產生內在的力量。說起來容易，但我也是從自己的復原經驗中學習到這門課程。

我的故事

發生車禍後，有很長一段時間我對生活充滿無力感，只覺得病痛與情緒不斷折磨著我。我的內在對話充滿了受害者情結。我責怪那位駕駛：「他應該要注意馬路的狀況。」我責怪我自己：「當時應該選擇另一條路回家。」我覺得自己好可憐，那件意外不應該發生在我身上，老天對我真不公平。失去腹中的孩子更令我感到悲傷與挫折，我的身體受到重傷，懷孕的機會微乎其微，而且我也不再年輕，但我想要一個大家庭。在長年病痛的折磨下，我有嚴重的失眠問題，就算睡著了，腦中也會不斷重播那場可怕意外。我精神耗弱，每天都感到很疲憊。

於是我不由自主地想，搞不好服用更多的藥物、進行更多的手術會有幫助，雖然我並不想那麼做。我已經吞下數十種不同的藥物，打過各種止痛針，也進行多次物理治療，受傷的部位也開過好幾次刀。但這些醫療手段的成效都很短暫，無法根治長期的慢性疼痛。

回首前塵，我現在才知道，當時自己抱持著疾病心態，絕望地認為任何治療都無效，將拖著病痛過一輩子。我深信自己無力去改變什麼，只能被動地承受那悲慘的遭遇以及漫無邊際的疼痛，直到人生的盡頭。我是內科醫師，但現在自己身上一點小痛都治不好，又如何能幫助他人。

我邁向治癒的第一步，就是從自我覺察開始，尤其是那些會影響生活的負向想法。我發現那些想法會不斷播放，所以我得刻意地練習正向思考。我盡量不再哀悼那未出世的孩子，而是聚焦於我還擁有的那兩個美麗孩子。雖然我無法再為人接生嬰兒，但我可以開始思考，當前的處境會帶來什麼轉機，我會因此發展哪些新的技能。我不再對身體的疼痛感到憤怒，因為它們是在告訴我，要更加懂得照顧自己，對自己要更友善、更有同情心。重新架構想法後，才能放下過去，走向治癒的起點，準備迎接健康的心態。唯有付出時間與心力，才能培養這種覺知力，但這就是我開過最有效的處方。

升級你的內在對話

為了養成覺察力，你得誠實地去檢視自己的信念清單。也許你的潛意識裡有一大堆負面想法，在不知不覺中劃地自限。其實你有許多潛能，但尚未開發，所以你得不斷練習新技巧。你有專長，也有弱點，多聽聽家人與朋友的意見，自我分析一番。商業人士有一套「強弱危機分析」（SWOT），用來判定自身的優勢（Strength）、劣勢（Weakness）、機會（Opportunity）與威脅（Threat）。如果你的自我對話充滿負面訊息，就要善用「蘇打技巧」（SODA），透過停止（Stop）、觀察（Observe）、脫離（Detach）以及肯定（Affirm）四個步驟來逐步升級你的內在對話。

建立良性自我對話的四個步驟

蘇打技巧通常用於認知行為治療中，透過這個方法，你就能有意識地重新看待當前的處境。當你的思考模式陷入惡性循環，那就先按下暫停鍵，讓自己退後一步，觀察一下自己當前的境況。這個技能非常有效。在整合醫學的倡導者喬布拉（Deepak Chopra）的課堂上，我學習到這個技巧，那對我與我的患者都有助益。想要培養健康心態，一定要先從這個方法開始。

停止：管理自己的念頭，讓明智的心靈帶領思考。

觀察：發揮心靈的後設認知功能，不帶評斷、不貿然行動，冷靜觀察自己的種種想法與情緒。

脫離：找出負面、無意識以及莫名恐慌的念頭後，就要拋棄它們。

肯定：創造正向的想法，取代無意識的負面思考。

創傷破壞我們生命原有的節奏，但我們可以找到力量變得更好且更強壯。找出有效的方法與技巧，並且尋求家人朋友的支持。從內科醫師的角度來看，你應該盡可能保持客觀，有意識地去評估自己的心態。有的人面對問題只想被動地承受一切，甚至讓他人左右自己的人生，但唯有承認內心的怯懦，才能跨出第一步。為求治癒，你必須培養出健康心態，學著承擔責任：研究自己的身心狀態，試圖找出方法來解決問題。你要相信，自己有能力改變處境。只要投注時間與精力，便能發展出健康心態。

嘗試以下步驟來培養健康心態

找到正向、健康的榜樣，多跟他們相處

健康心態非常有效，只要你找到成功的案例，自然就會跟著學習。環顧周遭，觀察那些健康的人怎麼生活。那些人已經找到克服困境的方法，多跟他們聊聊。你也可以參加支持團體，看看是否有幫助。在這段療癒之旅中，多看一些正向且啟發人心的書籍。網路上有很多相關的播客節目與影片，你可以聽聽過來人的親身經歷。最後，嘗試去模仿他們的想法與習慣，一開始你會不大習慣，但不妨當作演戲，也許就有機會弄假成真。

保持耐心，為熱情添加柴火

培養健康心態要有耐心，所以盡量找方法安撫自己。回想一下那些健康又有活力的時刻，喚起你五感美好的回憶，並感受那份美好的心情。培養耐心就像為熱情添加柴火一樣，身心靈能因此更密切結合在一起，令人得到喜悅與滿足。這麼一來，我們就會更加投入自己熱衷的事物。培有耐心、設定目標與展望未來，皆有助於驅使我們前進與成長。

培養毅力，設定階段性目標

重新設定心態，要有極大的決心，不斷辛苦耕耘，才會有所收穫。想要去除眼前種種阻礙，就要有堅毅不拔的精神。面對巨大挑戰時，你可以先設定階段性的目標。當你不慎退回到舊有的思考與行為模式時，先保持和緩的心情，有意識地將注意力拉回到你的新計畫以及階段性的目標。利用上床睡覺前的那段時間，去回想今天值得感恩的每一件事物。回想你所獲得的成果，繼續保持前行的動力以及毅力。

練習自我疼惜

健康心態的核心就是體恤自己。無條件地接受自己的樣貌，並看到自己有智慧的那一面。要知道，每個人都不是完美的，但皆有良善的一面，而且我們從不孤單，永遠都會有人支持自己。想要建立自信心，這些都是最重要的信念。

因此，別再說「我沒救了」，而是專注於你正在進行的療程，告訴自己「每一天都有進步」。大聲吶喊，說出鼓勵自己的話，它們就會更加真實而有力。有時，我們難免會不經意地給自己負評，陷入舊有的疾病心態，也會想來點垃圾食物，又或者只想要廢、不想再努力了。這時你要溫柔一點，原諒自己也有怠惰的一面。跟自己約法三章，下次會更努力嘗試，今天就先休息一下吧！

別以為我只是信口開河，研究顯示，對自己寬容有助於身體與心理的健康。研究人員訪談幾近一萬八千名受試者後，最終發現，原諒自己確實有助於增進心理健康。[8]

保持開放的心胸與好奇心

健康與福祉這個議題涵蓋的範圍很廣。為了治療病痛，獲取相關知識與訊息非常重要，但試著別沉浸在細節中。主動提出問題，就能拓展現有的知識。你不需要成為萬事通，但的確應該多關注健康議題。不論是加入養生社團或是接受長期治療，你都可以成為更積極的參與者。主動發問，耐心聆聽，一定會有所收穫。

練習正念

「保持正念，就是把注意力放在當下，以積極且開放的心胸面對一切狀況。在此狀態下，你會與情緒保持距離，試圖觀察自己的各種想法與感受，而不會馬上評斷它們是好是壞。這就是活在當下、體驗身心感受的祕訣。」[9]注意力聚焦於當下每個片刻，只留心當前的狀況，就能培養正念的態度。這個方法非常好，大腦就不會再自動播放過去的錯誤與恐懼的事情。運用所有的感官，去體會你在那個當下有哪些舉動，包括呼吸的節奏、食物的味道以及採買的心情。喚起所有的感官知覺，全面聚焦於你正觸摸、聞到或聽到的事物，很神奇的是，這樣就能關掉壓力反應。

拿顆葡萄乾來試驗看看。先用眼睛去觀察它，注意到它有多少皺摺。再來檢視它的顏色，看看它深邃的紫色以及混雜的輕灰色。現在將它拿起來，觸摸它隆起之處，並且輕柔地壓擠它以測試堅硬度。接著閉起雙眼，用手指感受它的質地，然後輕輕地將它放在你的舌頭上。用舌頭去感受葡萄乾上的隆起處；當它觸碰到你的上顎、臉頰與牙齦時，又是什麼感覺。現在，小力地咬一小口葡萄乾，品嚐它的甜味，並體會果肉有多柔軟。在吞下它之前，抱持感恩的心，謝謝它為你帶來這些感受，接著你就能全心地享受這顆葡萄乾。

保持正念，把注意力放在當下，用積極且開放的心胸面對一切狀況，同時又不帶批判地觀察自己的種種想法與感受。在這種狀態下，你能保持高度的覺察力，運用全部感官來觀察事物。從此以後，你光憑想像力，就可以重現對葡萄乾的回憶與感受。透過多方面的感官體驗，大腦深刻地記錄下了這個回憶，往後你在回想時，身體就會製造出相同的化學物質，讓你感覺有顆葡萄乾正在你的舌頭上。相同的道理可應用在改善健康。當你處於疾病心態中，或者壓力指數正在攀升，可以試著慢下來，保持正念的態度，讓心靈重現健康與正向的回憶。

健康心態的益處

以前我們只知道收集養生知識，現在才懂得要轉換成健康心態，如此，自己的想法、行動與感受都會隨之改變。養成自我肯定的習慣，就不需要再尋求外界認可。我們變得更有韌性，心胸更加寬敞，懂得從他人以及自身的錯誤中學習。我們對自己的能力更具信心，遇到挑戰時，也會用不屈不撓的精神去面對，找出各種策略來促進自己的健康。調整心態是每個人自己的責任，沒有任何人能夠替我們完成。

挑戰你深信不疑的那些想法，學著用不同角度去理解各種處境，這樣就有機會創造新的神經連結，使你掌控自己的健康狀況。精通各種養生方法，就能夠創造健康心態，讓自己的內在對話充滿能量，讓人不生病。記住，懷抱正面的想法還不夠，要打從內心深處相信，未來會出現正面的結果，大腦才會將這個訊息轉譯給身體內的所有細胞。身體要常保健康、活力，其根本基礎就在於信念。不斷練習正向思考，日子久了，就會自然而然做出對健康有益的行為，你的個性會變得更開朗，良好的習慣也越來越多。最終，你的潛意識會充滿健康而正向的訊息，個性大大轉變，不再陰鬱而悲觀。

抱持著健康心態，你就能設定出具體、實際的養生目標，並且順利達成。撰寫計畫時，「遵循健康的飲食法則」這樣的陳述太籠統，最好具體一點如「早餐吃一顆水煮蛋、一杯莓果、一杯帶有椰肉碎片的燕麥粥」，這樣才比較有用。有明確、具體且可實現的目標，你的大腦才會明確專注在上頭，你也會持續依計畫完成。同樣地，想要減肥，也可以運用健康心態，並大聲說出：「我對自己的體能有信心，每天至少可以快走三十分鐘，睡前再追加三十次仰臥起坐。」

進行自己的復原計畫時，最初我低估了心靈、內在對話以及壓力荷爾蒙所扮演的角色，以及它們對炎症的影響力。病痛不會在一夕之間痊癒，而我的復原之旅到今天還在進行。頸部偶爾還是會出現劇烈疼痛，但我現在較能夠感應到身體與內心的反應，也能迅速地重新調整心情。那場可怕的意外偶爾還是會出現在夢中，但我已經懂得安撫自己夜間的躁動，不讓它影響到我的日間生活。

如今，那場意外的記憶不會再觸發我內心的焦慮與恐慌。更重要的是，我的敘事方式已經轉變，我不再怨天尤人地說：「為什麼這種爛事會發生在我身上？」而是欣慰地告訴自己：「這場事故這麼可怕，但我現在還能好好活著，真是值得開心。」我勇敢面對身體的疼痛，並主動承擔起復原的責任，並放下多年來糾結的受害者情節。我試著去原諒那位司機以及我自己。我用全新的方式去看待治療與養生，所以成為更精良的內科醫師。那場意外以及後續的復原之路，是上天給我的禮物，感謝它讓我擁有嶄新且更加美好的生活。

結論

每個人自身的思想、信念與感受造就了他的獨特性。心靈是生命的主宰，大腦只是它的器官。心靈的語言就是念頭，反覆確認後，它們就會變為信念，聚集起來就變成心態，也就是我們看待世界的方式。感受是身體的語言，若要改變對人事物的感受，就必須去改變想法與信念。

心靈每天會製造出五萬到六萬個想法！當中許多都是無意識的反應，深藏在我們的潛意識裡頭，而它們構成了我們的信念體系以及心態。花一分鐘來想想看：如果我們能夠自主地去駕馭這些想法，那會對健康帶來多麼強大的效用。治癒疾病的關鍵便在於，保持正念並且觀察自己那些沒來由的念頭，如果它們是負面的，就必須積極地去創造出正向想法來取代它們，好讓身體產生良性的反應。

只要反覆練習，身心就會牢牢記住這些功效，正向的信念也會深深嵌入我們的潛意識，接著產出健康的念頭。心態完全翻轉後，就會開始邁向治癒的道路，迎向更圓滿的人生。

第2章

大腦乾坤

大腦就像個星球，裡面有許多未經探索的大陸以及廣大綿延的未知領域。

——西班牙神經科學家拉蒙卡哈（Santiago Ramón y Cajal）

自我評估

經過數萬年的演化，大腦變成有效率的處理器，且會自動把我們的日常生活變簡單，尤其是重複性的事務。我們成為習慣的動物：每天都做同樣的事情、買同樣的食材以同樣的方式烹煮，甚至搭公車時坐在同一個座位。我們並未意識到大腦正在自動安排各項事務，讓身體像自動機器一樣運作。你是否有以下舉動：

❖ 有晨間儀式（例如起床後先上廁所、早餐前先煮咖啡……）。

❖ 用自己最愛的杯子來喝咖啡。
❖ 在餐廳上、電影院或者公車上，都坐在同樣的座位。
❖ 走進廚房就會無意識地打開冰箱。
❖ 看到美食節目時便會反射性地想吃東西。
❖ 一打開電腦就會先瀏覽固定的網站，如YouTube網站。
❖ 總是購買相同顏色與款式的衣服。
❖ 下班去慢跑時，老是在固定的地點停下來喝水，或是有自創的暖身操。
❖ 習慣依照安全保險的程序做事，而不去探索新方式。
❖ 固守著舒適圈，不想挑戰自己的極限。

心靈總是在忙著創造出種種想法、感受、態度、信念以及回憶，大腦則是總指揮，將上述內容轉變為電流與化學訊號，利用荷爾蒙與神經傳導物質，將複雜的訊息傳送給身體的其他部位。儲存經驗後，大腦也會加強它們的意義。除了這些工作，大腦的主要功能還有維持體內的運作平衡、對外來信號保持警戒、保持行動效率，最重要的是維護人身安全，提醒我們遠離危險。大腦實在相當忙碌！

大腦多半會自動運作，所以我們能過著省力且有效率的生活。它會記住許多動作與習慣，例如天一亮就起床、接著去刷牙洗臉。開車也不需要刻意地動腦，這樣才能有餘裕觀察路上的人事物。

然而，大腦對於危險信號會過度敏感，所以只要有外力影響其規律運作，它都會判定為壓力源。接收到外部入侵訊號，心靈就負責去理解狀況，判定對方是威脅或可信任，再予以回應。心靈一發現當前的情況有危險，大腦就會立刻開啟戰鬥或逃跑反應。身體有內建保護機制，一遇到危險，血壓與血糖指數就會飆高，心跳會加速，這樣我們就能迅速做出反應。依此方式，適量的壓力會讓我們保持清醒，謹慎尋找安全地帶。

此種高效能的警戒模式，經過數萬年的演化，變得更加精密。人類這個物種因此受惠，得以在自然環境的威脅中生存下來。我們天生就知道要遠離掠食性動物，也懂得不要碰觸骯髒的東西以免得到傳染病。

隨著歷史演進，大腦前額葉變得越來越大，結構也更加精密複雜，因此我們才能發明太空梭，研發出精密的外科手術並且創造出先進的電腦科技。不過，負責傳遞恐懼的大腦部位，依舊如遠古時代一樣靈敏。儘管現代人不再需要去擔心自己會變成老虎的下一頓餐點，但生活遇到困難時，還是會出現同樣的恐懼反應，所以心靈才會製造出罪惡感、生氣、恐懼、懊悔等令人沉溺的感受。內心中無意識的想法，或是牢記在腦海中危險的聲音、景象和氣味，都會開啟戰鬥或逃跑反應。換言之，心靈會製造壓力，而大腦會啟動身體裡的壓力荷爾蒙。單單憑著想像的畫面，大腦就會受到矇騙，自以為受到威脅，而自動對身體傳送出警告訊息。

在經歷過多次狀況後，當事人反覆回想，這段負面的經歷會深深植入大腦中，變成無意識的念頭，只要我們再察覺到可疑的威脅，就會不自覺地做出反應。長期的壓力與負面想法，不論是真實或想像出來的，會不斷刺激身體分泌壓力荷爾蒙。慢性壓力除了會使大腦萎縮，相關的化學物質、生物組織以及電流迴路都會因此大大改變，進而影響我們的記憶力、心情與感官運作。為了理解其成因，我們必須多了解一點大腦結構。

大腦功能的基本架構

中樞神經系統是整個身體的控制中心，由大腦與脊髓所組成。神經是纖維束與受器，能察覺身體裡面的變動（例如飢餓）以及外部環境（例如尖銳刺耳的輪胎聲）。神經將這些訊息傳遞至中樞神經系統以進行轉譯。在大腦與脊髓外部的神經，組成了周圍神經系統，它就像城市的高速公路一樣，無數的訊息在上面來來往往，包括了軀體神經系統與自律神經系統。

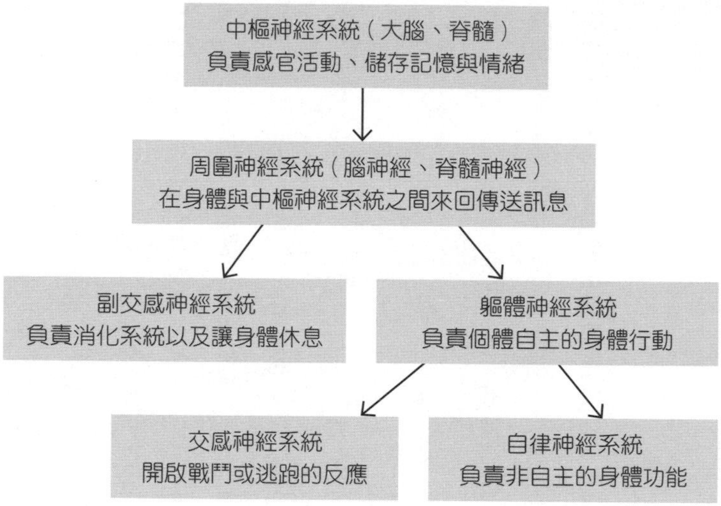

圖 2.1 中樞神經系統及其各分支

軀體與自律神經系統掌管身體自主與非自主的運作

決定去做某件事情後，中樞神經系統就會透過軀體神經系統將訊息傳遞到器官、肌肉以及皮膚。軀體神經系統負責我們的自主行動。舉例來說：我現在要吃漢堡，大腦就會發出訊息到軀體神經系統，後者傳遞到相關的部位，以拿起並且咬下那個漢堡。軀體神經系統指引運動神經去完成動作。這些動作由我們自己決定與控制，而非無意識反應。

然而，當食物送到面前時，嘴巴會分泌唾液，這就不是我們意志能控制的。同樣地，我們也沒辦法選擇何時會有飢餓感。當我們在慢跑時，心臟和呼吸一定會變急促。以上這些功能都受到自律神經系統所控制，它們都是非自主或無意識的反應，我們很難用意志力去操控它。自律神經系統之下有兩個部門在管理身體的非自主功能，它們是交感神經系統與副交感神經系統。這兩個系統會交互作用，並由此形成心靈、大腦與身體三者的互動關係。

透過神經傳導路徑，大腦與身體不斷傳送各種訊號給彼此。自主性神經傳導路徑的兩端分別是兩種神經細胞（或稱為神經元），其中一種位於腦幹或脊髓，藉由神經纖維連接上第二種細胞，它位於神經細胞束之中，稱為自主神經節（ganglion）。這些神經節藉由另一組神經纖維連接到特定的器官、腺體或肌肉。各種訊號沿著神經纖維由一個細胞傳遞到另一個細胞，通常由大腦往下傳至身體，並且再由身體回傳至大腦。

最主要的神經傳導路徑為迷走神經，亦稱為「流浪神經」，它連接自律神經系統與身體。這組長神經在身體的分布範圍最廣。它從大腦延伸至頸部、胸腔與腹部中的各項器官。由腦幹算起，迷走神經為十二對腦神經中的第十對。

大多數時候，自律神經系統都無意識地運作著，不需要我們刻意動腦去操作。它決定我們的心臟跳動速度、胃部收縮力度以及進入肺部的空氣量。它也會自動地反應出我們的潛意識想法。它無時無刻都在與自律神經系統交換訊息，以決定要不要分泌壓力荷爾蒙。自律神經系統在大多數情況下都是自主運作，但既然心靈是大腦的主宰，那它多少也能影響自律神經系統的運作。

宛如油門的交感神經以及負責煞車的副交感神經

自律神經系統就像汽車引擎。交感神經系統的功能就是啟動或加強身體某些功能，就像汽車的油門一樣。它會發動身體戰鬥或逃跑的反應，這是人類最為古老的內在系統，讓我們做好準備以面對壓力或緊急情況。在交感神經系統的作用下，我們才能夠逃離掠食性動物。一遇到危險，身體就會發出如閃電般快速的應變措施。如今，這套系統依舊管用，讓我們在日常生活中趨吉避凶。舉例來說，我們能瞬間做出反應，以避開迎面衝來的車輛。身體各項機能都能回應這種短暫壓力，狀況解除後，然後便回到平常輕鬆的待機模式，內分泌也重回平衡狀態。

身體感覺到危險時，交感神經系統就會啟動，大腦傳遞訊號給腎上腺，以分泌出腎上腺素與皮質醇等壓力荷爾蒙。接下來，我們的心跳會加快、心臟收縮的力道加大、氣管會擴張使呼吸更順暢。身體會釋放出各種能量，血糖值會升高，以增加肌肉的力量，瞳孔還會放大。同時，交感神經系統會減緩包括排尿在內的消化過程，畢竟你得先處理迫切的危機，其他功能可以先暫停。

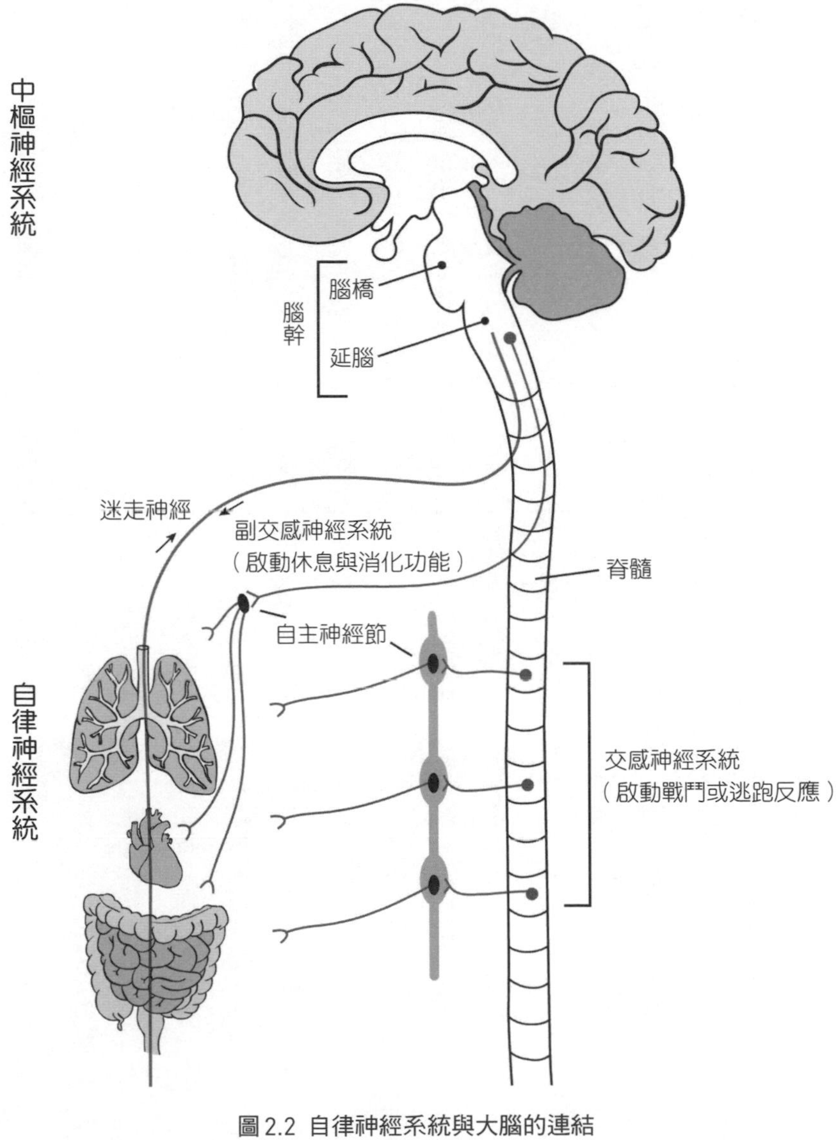

圖 2.2 自律神經系統與大腦的連結

人類的身體結構不適合長期處於加速狀態。事實上，無論是哪一種生物，健康條件都是保持平衡的體內運作模式。當人類的身體系統維持在某個標準，例如體溫約攝氏三十七度、心跳速率介於每分鐘六十至一百下，就能穩定運作，健康狀況就比較好。

我們的祖先得時常啟動交感神經系統，讓皮質醇與腎上腺素在身體裡洶湧奔騰。幸好這些突發事件來得快去得也快，一旦逃離危險，大腦判定外在環境恢復安全，他們的心跳就會減緩，壓力指數跟著下降。接下來，祖先們就好放心進食與睡覺，找點時間讓自己恢復穩定的正常作息。大多數的動物都有自己的療癒方法，正如鴨子會豎起羽毛，貓咪則是舔舔自己的手腳與肚子。

就人類來說，副交感神經系統的功能在於抑制與減緩身體各機能的運作，讓內在回到均衡狀態，所以我稱之為煞車。此系統也負責推動消化過程並讓人進入休息模式。它會分泌荷爾蒙等化學物質讓身體放鬆，經過一段時間，就能恢復其正常運作。

當身體不再處於威脅之下，副交感神經系統一啟動，大腦就會對身體發出訊號以分泌出脫氫表雄酮（DHEA），此種荷爾蒙應該有助於讓人延年益壽。此外，身體還會分泌「快樂荷爾蒙」血清素，以及「天然的止痛藥」腦內啡。在副交感神經系統的運作下，腸道的血液流量會增加、腸道蠕動更頻繁、胃酸分泌更旺盛，消化過程就會更順暢。同時，我們的心跳速率會減慢，身體可以好好休息，血管縮回原來的管徑，血壓也會降下來。事實上，身體裡的每一項系統都進入休息狀態，就像你在陽台的躺椅上放空、看風景，享受寧靜的快樂時光。

交感神經系統（油門）與副交感神經系統（煞車）一同組成錯綜複雜的系統，在運作過程中，大腦會不斷檢查兩者的平衡，以免其中一個系統主導一切，這樣身體才能夠回復到平衡狀態。

自律神經系統過度活躍的話，就像開車時不時就踩油門，車子很容易故障。這個系統一旦故障，即便面對的壓力很小，身體也會馬上進入警戒階段。身體長期處於戰鬥與緊繃狀態，很容易就會出現各式各樣的疾病。因此，要解除壓力所造成的各種症狀，就要深入問題的根源。我們必須保持覺察，時常檢視心靈如何與自律神經系統互動。身體要大踩油門或急踩煞車，就全看我們當時的想法是什麼。因此，我們要練習用各種方法去掌控念頭，才能控制這個系統。

壓力荷爾蒙與大腦

每個人對於壓力都有不同的定義，但基本上來說，身體不舒服、腦部化學物質失調或情緒起伏所導致的緊張狀態，就是壓力所造成的。壓力的來源很多，程度也有所不同，而每個人接收到壓力的途徑也不一樣。

所有人都要面對日常生活大大小小的壓力，而身體具有韌性，能讓我們學著處理這些狀況。另外，面臨預期之外的巨大壓力時，身體還會激發出意外的潛能。舉例來說，當我們突然陷入險境，例如對向車道的車子暴衝過來，壓力指數就會破表，交感神經系統立即發揮作用，激起戰鬥或逃跑的反應。幾秒鐘過後，這份恐懼感一消退，我們才知道已順利避開車禍。然後副交感神經系統接手，休息模式啟動，原本暫停的消化過程也恢復，身體才能放鬆下來。

有些壓力具有正面效用。從山頂滑雪而下、參加路跑或截稿期限來臨時，體內的腎上腺素便開始奔竄，令人興奮或激動不已。然而，這些狀況通常不會持續太久。但長期且慢性的巨大壓力，就會造成大大小小的疾病。但壓力為何會這麼有破壞力呢？

人體的中央處理器：下視丘

大腦有一個內建的「中央處理器」，就是下視丘，位於大腦底部一個杏仁核大小的區域內。它就像忙碌的交通警察，持續不間斷地觀察四周環境，並搜尋危險的跡象。它以閃電般的速度處理資訊，並且指揮身體啟動多項功能以保護我們的安全。它在早晨將我們喚醒，並且讓腎上腺素開始分泌。在它的運作下，我們得以感受到種種情緒，包括興奮、快樂、生氣與苦惱。下視丘也像溫控器，總是會想辦法讓體內狀態保持平衡。我們每天的食量與體溫都受它所控制。它還能偵測我們的情緒。

下視丘透過兩種方式對身體下達指令。首先，它能直接影響自律神經系統，進而控制血壓、心跳速率、呼吸、消化以及交感與副交感的活動，這樣就能加速或減緩身體各項功能的運作。其次，它會與腦下垂體交換訊息，以調節人體的生長與新陳代謝以及情緒。腦下垂體乃豌豆大小般的內分泌腺體，位於下視丘底部，我們通常稱它是「主腺體」。

下視丘的應對機制快速又有效率。人體一接收到感官刺激，下視丘就會比對大腦中的回憶，再認定這個刺激的意義。它指揮腦下垂體，命令它分泌荷爾蒙與其他化學物質，以管控我們對身處環境的反應。荷爾蒙釋放的時間、種類與分量，由下視丘與腦下垂體共同決定。

下視丘與腦下垂體也構成了部分的邊緣系統，此為大腦的一個區域，負責理解情緒、儲存記憶以及控制荷爾蒙。[1]邊緣系統有兩個主要結構：杏仁核以及鄰近的小結節，也就是海馬迴。杏仁核（左右兩邊的大腦各有一個）能決定哪些記憶要被儲存起來，以及要儲存在大腦哪個地方。而海馬迴（左右兩邊的大腦也各有一個）則將這些記憶傳送到大腦中的特定部位以長期儲存，有需要時也會提取它們。

下視丘—腦下垂體—腎上腺軸

大腦相當忙碌而且很重視效率。因此，當它面對壓力時，就會喚起各種恐怖的回憶，並且簡單預測未來會有哪些威脅。管理這些壓力作用的身體系統很古老，它就是下視丘—腦下垂體—腎上腺（HPA）軸。當邊緣系統傳遞出恐懼或威脅信號給海馬迴，它就會釋放出一種荷爾蒙名為「促腎上腺皮質激素釋放激素」（CRF），以回應當前的壓力。促腎上腺皮質激素釋放激素會刺激腦下垂體，後者進而釋放出促腎上腺皮質素（ACTH），它會刺激腎上腺釋放出皮質醇。

皮質醇是腎上腺所分泌的其中一種荷爾蒙。腎上腺形狀為三角形，位於左右腎臟上方，它有兩個部分：外圍稱為腎上腺皮質，而中心部分則稱為腎上腺髓質。外圍製造出的荷爾蒙對人類維持生命至關重要；皮質醇管理新陳代謝，以維持身體內部的平衡，醛固酮則有助於控制血壓。腎上腺髓質則製造出次要的荷爾蒙，包含腎上腺素，有助於身體適應壓力。這些荷爾蒙分泌過多或過少，都不是好現象。皮質醇若分泌過多，就會引發全身上下一連串不良的反應，進而危害到人體健康。

壓力如何對健康造成影響

身為內科醫師，我知道壓力很難量化為圖表與數據，那需要相當多的檢測工作，畢竟每一個人對壓力的感知都不一樣。壓力來自於外在的社會心理狀況，以及內在的因素，如自我對話、不切實際的期望以及心態。簡單來說，有些壓力大家都能理解，例如財務困境、友情破裂、工作繁重、身體疼痛或受到孤獨的煎熬。但有一些壓力不太明顯，連當事人也難以察覺。例如有些人婚姻非常美滿，擁有自己的房子，財務狀況很穩定，也有固定的休假日，但卻不知道自己有胃潰瘍，甚至還有人因心臟病發作而猝死。

換個方式來說，在遠古時期，人類每天都得逃離掠食性動物的追殺，這種壓力顯而易見。如今，我們還是得努力躲避猛獸攻擊，只不過牠們變成了內在的強烈情緒，例如害怕遭到拒絕、孤獨、遺棄以及失敗。這些恐懼感埋伏在我們的心靈裡，變成隱形的壓力。各種負面的想法與信念，包含疾病心態，都會在體內製造出不明顯的壓力反應，它們跟具體的威脅一樣傷身。因此，你必須留意自己的想法與信念，一步步地執行生活計畫，才能避免健康受到危害。隱形的壓力就像溫水煮青蛙一樣，等你察覺到不對勁，一切都來不及了！

所以，我們一定要學會一些適應環境以及紓緩身心的技巧，從根源發現問題，才能有效解除壓力。為了融入社會與人互動，大腦得不斷運作。例如，新生兒必須學著與身邊的人溝通與互動，才能獲得食物，哭鬧是一種方法；而發出輕柔的聲音，大人就會抱抱或親吻他。透過早年的這種人際互動，大腦會形成相關的神經迴路與思考模式，才能

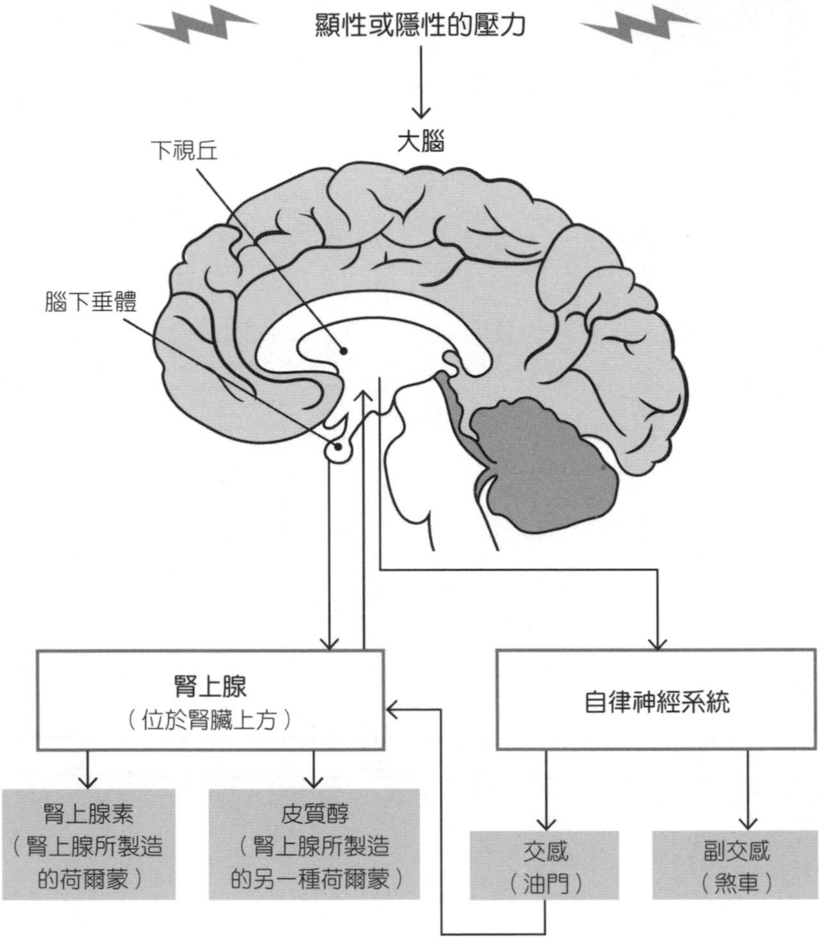

圖 2.3 大腦如何把壓力訊號傳到身體

處理這個世界與周遭環境所釋放的資訊。當連結感、愛與安全感消失不見，大腦會認為這種狀況有危險，並形成一條神經路徑，進而影響幼兒未來的個性發展。

情感上的威脅也會驅動戰或逃的反應，只是我們大多時候並未注意到。潛意識的想法會製造壓力荷爾蒙，哪怕實際上不存在任何威脅。兒時經歷了太多負面經驗，大腦就製造出負面內在對話的神經路徑，但不會發展出安撫自我的方法。例如，嬰兒若缺乏愛、連結感與照顧，他們成年後對於被忽視就會特別敏感。常被打罵、甚至被性侵的兒童，中年過後就很容易罹患各類疾病。他們的神經線路充滿負面訊息，從幼年開始，神經系統就不斷在發出焦慮、擔心與抗拒的訊號。相較之下，出生在寬容與慈愛環境下的嬰兒，常常能感受到愛與親密的碰觸，長大後就會更健康。童年時擁有穩定的人際關係，安全感與歸屬感就會比較強，神經網路的結構也會有利於健康和人際關係。

壓力的來源很多，包括情緒、生理、環境以及傳染病，這些問題若不斷持續下去，身體就會無止盡地分泌壓力荷爾蒙，並造成各式各樣的病痛。慢性壓力若沒有消除，自律神經系統就會繼續「踩油門」，硬逼自己保持衝刺的狀態。然而，身體的承受力有限，處於長期的惡性循環底下，就不會有時間休養。

皮質醇與腎上腺素經由血管四處流竄，它們會影響身體裡的每一個組織，包含大腦（諷刺的是，它們正是在大腦的觸發下才被分泌出來）。有一條神經路徑負責運送來自自律神經系統的訊息，它會喚起特定的回憶，相關的情緒也會由邊緣系統啟動。換言之，大腦無法區辨生理性或情緒性威脅。體內的化學物質會觸發身體各部位去面對緊急情況，不過如果分泌過量，就會長時間在身體裡面循環，加強回憶的情緒，使身體永遠無法忘記那些經歷。事實上，壓力荷爾蒙會改變大腦許多運作方式。某些神經路徑運送過多的訊號，而潛意識裡有太多記憶，它們導致壓力荷爾蒙四處氾濫，所以我們一刻都不得放鬆與休息。

經過數萬年的演化，大腦的前額葉已如此精密。而眾多自律神經路徑的起源在於腦幹，但它並未隨歷史發生同樣高度的演化，依舊維持在原始狀態。腦幹難以區分身體受到威脅與負面想法（如憤怒與嫉妒）之間的差別，這些負面情況它都會當作危險訊號。

比起過度樂觀，大腦反而比較喜歡擁抱負面的偏見。有些動物在逃脫致命的攻擊之後，確實能豎起羽毛持續前進。但人類只要一回想剛剛的險境，全身上下就能再次感受到那份威脅。這種重現壓力的機制會越來越穩定。

東西不見了，我們就會開始焦慮。生活中，我們總是忍不住要設想最壞的情況，擔心尚未發生的事情。我們忙著預測著未來，而非活在當下。更糟糕的是，我們身上有個重播鍵，它會自動播放所有不愉快回憶的老舊影片。這種強大的心智機制導致壓力荷爾蒙持續激增，對大腦造成直接與間接的影響。

慢性壓力對大腦的直接影響

神經細胞構成神經系統，它藉由電流與化學物質以接收、處理以及傳遞訊息。單單大腦本身就包含大約一億個神經元以及一百兆個連結。[2]每一個細胞大約人類頭髮直徑的十分之一，它包含三個組成部分。首先是樹突，它的外型呈現樹枝狀，負責從其他神經元接收訊息。其次是細胞體，它附著於樹突之上，帶有該細胞的ＤＮＡ。最後是軸突，它具有各種長度的線路，以超高速度向其他神經元的樹突傳遞電流衝動。這些衝動負責傳遞刺激訊息（促使神經元產生激發）或抑制訊息（促使神經元不產生激發），並突觸的隙縫之間交換。

科學家發現，不斷同時激發的神經元，會建立起永久的神經路徑，就像連在一起一樣。神經元之間的訊息傳遞，是透過為數眾多的神經傳導物質。有些路徑會激發大腦的活動，有些會令身體感到疲憊。有些路徑會幫助你注意力更集中，有些與記憶力和心情有關。身體長時間接受壓力荷爾蒙的刺激，神經系統化學物質就會有所變化，大腦某些部分的大小與形狀也會逐漸改變。

慢性壓力會改變神經傳導物質的劑量，諸如血清素與多巴胺，以改變大腦神經化學物質的濃度。血清素是抑制型的神經傳導物質，可穩定我們的心情，並且使大腦中的刺

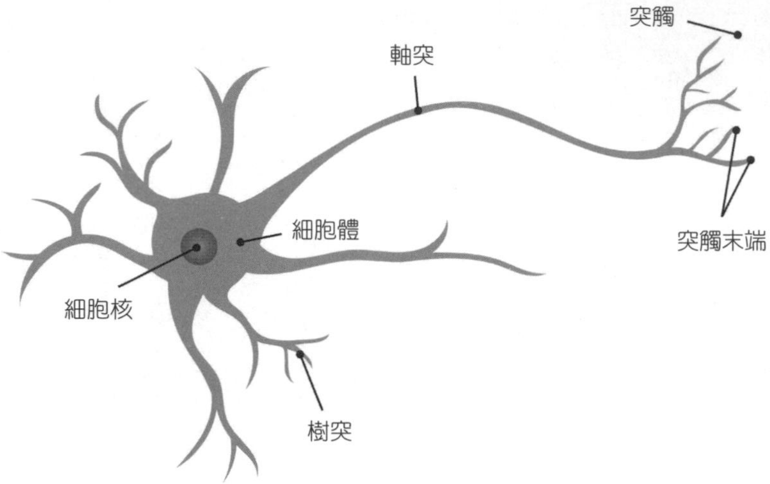

圖2.4神經元的結構

激型神經傳導物質達到平衡。而多巴胺是「令人感到樂觀與幸福」的化學物質，同時兼具抑制或刺激的功能。多巴胺含量處在平衡狀態，就能降低焦慮、憂鬱與壓力症狀。感到焦慮與受慢性壓力影響時，大腦就會製造出過量的神經傳導物質，諸如腎上腺素與去甲腎上腺素，令你感到緊繃與情緒低落。這時與幸福和放鬆有關的神經傳導物質，如多巴胺與血清素也會變少。為了達到補償作用，大腦會製造出更多受器去處理這些過量的恐懼型神經傳導物質，血清素受器因此會減少。結果我們會更常感到焦慮，很難放鬆心情。少數人能夠長期處於這種戰鬥或逃跑的反應模式，但大部分的人只會感到極度焦慮，甚至因此罹患恐慌症，這時就需要接受藥物治療。

慢性壓力也會直接改變大腦特定區域的形狀與大小，神經科學家將這種現象稱之為神經可塑性，不同情況下，它對人會有正面或負面的影響。長期承受皮質醇這種壓力荷爾蒙的刺激，大腦神經元可能會縮小，並且妨礙它們傳送與接收信息的功能。海馬迴也會變小，由此可見，壓力真的會讓我們的大腦變小！我們的許多功能都會受損，例如記憶力、注意力以及耐性。長期承受慢性壓力，做為恐懼反應核心的杏仁核會變大，我們就會更加焦慮且恐懼，而這些負面情緒的神經元便開始連在一起。以磁振造影去掃描大腦，便會發現患有創傷後壓力症候群（ＰＴＳＤ）的人，多處大腦結構的形狀與大小皆變得不同。

慢性壓力對大腦的間接影響

慢性壓力會間接地改變腸道（我們的第二個大腦）的運作情況，也會間接影響到許多其他的身體系統。壓力太大，腸道功能受影響，血清素就會減少，因為腸道負責製造體內百分之八十至八十五的血清素。此外，消化不良也會引發某些組織發炎，最終擴及大腦與其他器官。

腸道中的菌種與大腦傳遞訊息的方式，都會受到壓力所影響。壓力荷爾蒙會導致睡眠不足，削弱大腦的復原能力，令身體無法按時去除毒素與自我修復。總而言之，慢性壓力會使大腦多處部位發炎。

人們處於壓力下，飲食習慣就會變差。忙碌的現代人飲食不平衡，不是吃得太少，就是喜歡吃垃圾食物、飲酒過量或甚至濫用藥物（不論是處方藥物或做娛樂消遣之用），大腦也因此吸收更多毒素。心情苦悶，就習慣久坐不動，而運動量太少也會傷害大腦，因為運動時增加的血液流動有助於血液循環與氧氣輸送。

慢性壓力也會改變腦電波，用腦電圖（EEG）儀器來檢測就知道了。過量的皮質醇會干擾電波的活動模式，改變大腦內部的神經化學物質，導致心情太過興奮或緊張。慢性壓力也會干擾我們的睡眠作息，並且改變我們的正常晝夜節律。長期睡眠不足，罹患心臟病與糖尿病的風險就會升高，並且破壞記憶力與專注力，科學家也猜想阿茲海默症與長期睡眠不足有關。

不過要記住，心靈是大腦的主宰，所以能有效影響自律神經系統。為了獲得健康，我們必須學著讓神經系統踩煞車，關閉油門，避免全身上下持續不斷運作。多留意心裡的信念與想法，就可以培養出健康的大腦。試著挑戰自己沒來由的想法，就可以有意識地用具體明確的想法加以替換，創造嶄新的神經連結模式，並產生新思維模式，我們因此會做出不同的行為選擇，並慢慢成為個人特質，最後會演變為習慣。當這些思維模式包含了正向的心態與信念，它們便成為基礎，為我們帶來長久的生理與心理健康。

壓力荷爾蒙不過量，大腦更健康

為了創造出健康的神經路徑，我們必須自動自發或有意識地踩下煞車，才能阻止壓力反應太過敏感。為了做到這件事，我們必須時時留意自己的種種無意識的想法與選擇，在進入心靈之前便逮住它們，若偷溜進來，便要設法追捕它們。我們有能力去選擇與放棄某項想法，這是人類所擁有的最強能力。

強化大腦的正面思考模式

負面思考模式牢牢固著在大腦裡，不愉快的回憶與恐懼感會一直留在腦海中，以降低在未來會受到傷害的可能性。換言之，大腦發展出各種運作模式，讓我們把注意力聚焦在危險事物上，有狀況時才能及時回應。美國心理學家韓森（Rick Hanson）形容，負面感受像魔鬼氈一樣緊緊黏著大腦，正向感受像鐵氟龍一樣一刮就掉。研究顯示，大腦總是傾向於記住負面的感受，大概是正向感受的三到五倍。[3]韓森強調，想要將美好的事物深深留在腦中，就必須用上所有的官能，有意識地保住正向感受，好讓它們儲存到我們的記憶裡。[4]他將此種技能形容「全力吸收讓你感覺美好的經驗」。

雖然人類天生就傾向於強化負面、創傷的記憶，但也可以對愉悅感受如法炮製。嚐到、聞到、觸碰到以及感受到美好的人事物時，可以試著強化這些感受，深深記住它們，如此一來，往後我們就能自主地回想起這些經驗，以抵銷掉某些創傷事件的負面作用。有些人對此駕輕就熟，不知不覺就培養出健康的心態，懂得專注於美好的事物。較不樂觀的人，只要多留心自己的思考模式，也能漸漸擺脫掉負面思考的習慣。但還是有一些人把心力都放在外部的威脅與內在恐懼感，烏雲罩頂地度過一生。他們沒有發現，自己的生命故事不斷接受潛意識的指引與安排。

培養正向心態的三種技巧：說好故事、用心體驗、自然微笑

美國勵志作家梅爾．羅賓斯（Mel Robbins）提到，說故事、體驗與微笑能夠改變大腦對於記憶的歸檔與分類。[5]人生各種經歷在潛意識中是什麼樣子，取決於我們如何描述它們。若一直認為自己是受害者，對生活感到絕望，那就一定走不出困境。

因此，我們得留意自己的思考模式，否則就算身邊發生美好的事物，也會被自己的負面視角擋住，完全無法進入腦海中。心靈是個想像力豐富的創作者，能不斷製造畫面與感官體驗。只要跟它好好合作，我們就能對自己說正向的故事，並以樂觀的態度去記住某個經歷，並在未來好好回味。每次述說這個故事時，對生活就會感到樂觀，讓人幸

福的化學物質就會充斥全身。

為了加強說好故事的能力，羅賓斯建議，要用力體會或創造生活中的正向感受，有意識地把它們嵌入腦中。研究人員也指出，長時間活化大腦腹側紋狀體這個大腦區塊，就更容易形成正向的報償迴路，進而長期維持好心情。[6]舉例來說，跑完馬拉松或是工作獲得認同，不妨盡情沉浸在這份讚美之中，認同這份榮耀與成就感，為你自己付出的努力感到欣慰，而不是裝作雲淡風輕，繼續朝向下個目標邁進。發揮各種感官的功能，用心享受並且體會勝利的一刻：聆聽群眾的歡呼聲、感受脖子上那塊獎牌的重量、享受灑落在背上的溫暖陽光並接受眾人欣喜的擁抱。不要只想著即將參加的下一場比賽。如果你不停下來好好體會當下的美好，心靈就會忽略這次的成功經驗，大腦也不會牢牢把它嵌入記憶庫中。

最後，為了強化生活經驗的色彩，記得時時微笑。碰上令人愉快的事情，我們自然就會想微笑。運用臉部肌肉，放心地微笑，記住這個動作帶來的好心情。經歷了美好的事情，就把它成寫成好故事，用上全部的感官細細體會它，再運用微笑肌肉深深記在腦海裡。有時心情不太好，只要做出微笑的表情，就能喚起肌肉的記憶，令大腦發出正向的訊號。從此來看，「弄假成真」並非壞事，至少能避免陷入惡性的負面思考模式。

嘗試下列步驟，以開發大腦的意識層面

讓大腦多運動

想要創造健康心態，就可運用神經可塑性原則，訓練大腦養成正向的運作模式。就像訓練身體肌肉一樣，我們也可以請心靈當「健身教練」，讓大腦進行「重訓」。

要發展出新的神經路徑，關鍵在於多觀察自己的內在對話模式，並且改變平常的用語：減少批評與指責，多點鼓勵與同情。我發現，用這種態度開啟一天的作息，生活會有大大的改善。首先要設定目標，提醒自己時時留意與觀察心裡的所有想法。每一天至少八到十次，看看自己是否在做些無意識的舉動，並且有意識地去改變日常用語，避免無端說出過於負面的話。舉例來說，事情不如意時，你可以說這是「學習的機會」，而不是「失敗的結果」。陷入困境時，可以安慰自己「我目前還沒掌控情況」，意味著你會慢慢把事情推上正軌。「目前還沒」就像神奇的咒語一樣，對大腦掛保證說情況會好轉。「有進步空間」與「失敗」這兩種說法會帶來不同的心情，多用正向語言，內在評論者才會變得比較會鼓勵人、有同理心。

多練習正念冥想，心靈更加平靜。觀察自身的想法，試著揀選有益的想法，就更能讓意識保持清明。身心放鬆，大腦較能夠學習新的事物，副交感神經系統啟動，就比較

能發揮神經可塑性的作用。[7]冥想會改變神經化學物質的分泌情況，改善我們的腦電波活動，並且增加記憶區塊的血液流動。這些都是養成新習慣的理想條件。

諸如認知行為療法（CBT）、神經語言程式學（NLP）、情緒釋放技術（EFT）等諮商方法，都是為了重新設定思考模式，幫助我們提升對自身情緒的掌控力。使用認知行為療法，就能化解各式各樣的心理問題，因為思考模式與看事情的角度有偏差，才會做有害身心的舉動。而透過神經語言程式學，就能理解神經傳導、語言與行為模式的關係，進而達到治療效果。至於情緒釋放技術，它結合了多種自然的另類療法，包含指壓與能量療法，能同時治療生理與心理的痛苦。按壓某些特定穴位，患者也許能恢復失調的腦波，進而解除焦慮。潛意識的想法會影響我們做出的選擇，而情緒釋放技術也能改變信念，確保我們過得更健康。

這些療法的關鍵共同點在於，我們藉此能更了解自己，以找出負面想法的根源與運作模式，接著有意識地將它們替換成新的思維模式。頻繁且重複地練習新的思維模式，它便會進入無意識而形成神經迴路，對我們的大腦、自律神經系統以及整體的健康和福祉，都有所助益。認知行為療法已受到醫界與大眾的認可，但大多數的精神病學家對於神經語言程式學與情緒釋放技術還有所存疑，還需要更多的研究與數據才能證實它們的成效。然而，那兩派的專家的確花了很多心力在研究潛意識與生活中的一般信念，大眾也十分關注他們的工作成果，甚至有許多患者已經透過這些療法來改善人生。

學習是一趟「旅程」，到達終點不是唯一的目的。學習的品質最重要，想要打造健康的生活，不要妄想有速成的道路。用正面的方式去回憶生活，把「好的事物」深留腦海，並強化這些記憶的功能，以及早適應新的行為模式。花時間去重複播放正向的回憶，諸如獲得成就感與鼓舞人心的那一刻，並且運用你的全部感官去反覆回味當時的情境。如此一來，我們就更懂得接納、肯定與欣賞自己，最後它們就會變成我們的本能。因此，多多鼓勵自己所採取的行動，不要無端添加多餘的煩惱。

改變習以為常的小動作

做有氧運動就能增強肌肉的韌性與強度，而根據神經生物學的原理，大腦也能做運動。不妨發明有趣的方式去刺激感官，就能活化腦神經。[8] 在大多數時間裡，大腦總是有效率地以自動導航的方式在運轉。因此每一天，我們總是無意識地起床、刷牙和洗澡，接著走同樣的路去上班。只要改變例行的小習慣，大腦就會受到刺激，讓你更加留意到內心的狀態。因此改變小動作不僅能喚起你的意識，也有助於形成新的神經迴路。

神經生物學家凱茲（Lawrence Katz）在他的著作《讓你的大腦生氣蓬勃》（*Keep Your Brain Alive*）中，提出了八十三種心理健康練習法。每一項練習都有兩個元素。第一，必須以全新的方式去執行感官功能。舉例來說，刷牙的時候不妨閉上雙眼，或是以非慣用手拿牙刷。第二，必須以意想不到的方式去打破慣性模式，而且必須能夠喚起愛、歡樂與期待等情緒。例如，換新的上班路線，或是改騎腳踏車去公司。

閉著雙眼刷牙時，只能依靠觸覺與聽覺去帶動自己手拿起牙刷和牙膏，然後放進嘴巴，讓牙齒感受刷頭的律動。你會因此更加留意衛生用品的擺放位置以及牙膏的味道。改變日常小動作，專注力就會提高，不容易再陷入負面情緒。這些練習能活化平常少用的神經連結，讓你的神經路徑活化又暢通。

放慢神經系統的運作速度

每個人都希望大腦健康，但保養方式隨個人喜好與生活經歷而有所不同。如果因為你老是逼迫自己在匆匆忙忙的情況下做決定，專注力不斷降低，那麼最好去尋求專家的幫助。要知道，對某些人有用的方法不見得適用於所有人。不過腹式呼吸法應該對大多數人都有效，這個技巧並不難，可以放慢神經系統，讓身心不再處於緊繃狀態。

放鬆技巧有許多種，如冥想、深呼吸或是瑜伽。它們都有助於你放慢神經系統的運作速度。去報名參加相關的課程，或去諮詢專業的醫師與治療師，都會有幫助。當然，跟朋友或家人聊聊也能放鬆心情。避免身心一直處於加速狀態，大腦運作就會更順暢。

腦部活動會製造一些毒素，所以讓神經系統放鬆，比如保持睡眠充足，就能夠排毒。這麼一來，血液循環也會更順暢，記憶力與注意力會恢復，心情也會變好。此外，運動也會增加大腦的血液流動，帶來更多的氧氣以及腦源性神經營養因子（BDNF），進而促進神經元的增生。

大腦有兩個半球，兩邊的功能並不相同。許多人生活中大部分時間以左腦活動為主，例如使用語言文字、分析問題以及擬訂計畫。閱讀、書寫與計算都是左腦的活動。另一方面，右腦活動會讓人放輕鬆，它們牽涉到圖像、直覺與創造性活動。舉例來說，聆聽音樂會使大腦平靜，能活化神經路徑並改變腦波的活動模式，還會將血流帶到較少運作的大腦區塊中。事實上，只要投入你偏愛的興趣，例如繪畫、雕塑、彈奏樂器或是在自然環境中冥想，都能刺激到不同的大腦核心，進而產生令人平靜的神經傳導物質。找出自己生活的小確幸，就能時時感到幸福。制定可行的目標，就能帶來成就感。最重要的是，建立有意義的人際關係，心裡就會有安全感。這些方式都能夠幫你建立正向、平靜、充滿信任感與快樂的生活。

最後，有些時候你必須勇敢說不。許多人埋首在工作中，只為了符合旁人的期待，或是無法看到別人失望的表情。但有時勇敢拒絕他人，其實就等於肯定自己，這對大腦的健康有益。

健康的大腦好處多多

追求幸福是每個人的想望。快樂、平靜且滿足的大腦能促進身體健康。基因、生活歷程、成就、人際關係甚至天氣狀況，都會影響到我們的快樂程度。更重要的是，讓心靈更加熟悉身邊的環境，讓自己產生安全感，而不是充滿恐懼的念頭，這樣才能養成快樂、平靜且正向的大腦。除了生存、恐懼以及追尋基本的物質需求，每天醒來若還有其他的事情可想，就能大大增加內心的滿足感。

有健康的大腦，才有強健的身體。畢竟，身心就像是一台電腦。有正向的感受，心臟和免疫系統會更健康，血壓會更穩定，身體發炎的情況也會減少。有健康的大腦，記憶力、注意力、專注度以及創造力都會提升。除此之外，我們在無意識下所做的決定也會更好，對於外在訊息的回應會更快，更能夠增生出新的神經路徑。大腦處於放鬆狀態，獲得必備的血流供應與營養，再加上充足的睡眠，就會擁有不可思議的開發潛能。普遍來說，有健康的大腦，生活會比較快樂，適應力也較高。

結論

大腦相當複雜，對於它的運作方式，我們有很多誤解，甚至低估、簡化它的影響力。

如今我們知道，想開創健康的人生，就要學會運用心靈的能量，讓它成為強而有力的指揮官，那麼大腦的巨大潛能就會浮現。因此，我們一定要去處理慢性壓力問題，有意識的心靈才會「清醒過來」。在無意識的播放模式下，我們容易陷入負面情緒，所以要重新設定思考模式，才能喚回生活的活力。有意識地調整神經迴路、刪除有害的信念，才能讓自己走出困境。就像使用電腦一樣，我們要不時更新對有益健康的程式，並且加強管理壓力的功能，在不斷練習下，大腦就會自動且有效地以健康模式運作，潛意識也會充滿正向的念頭。最終，我們就能養成許許多多健康的習慣，也就不必再刻意去做「養生」的活動，因為大腦已經升級，會自動執行有益健康的程式。

想要讓大腦發揮最大效能，要從以下幾個層面著手。首先，為了避免它受傷，我們要有充足的睡眠與良好的飲食習慣，才能避免腦內累積太多毒素。其次，不要讓大腦過度運作，讓它適時放鬆、獲得足夠的休息，所以我們應該減少使用3C產品的時間。最後，我們應該多發揮創意，用不同的方式去生活。放慢生活的腳步，大腦就會釋出更多有益身心的化學物質。找出能令你安心的短句或與語詞，時時複誦，再搭配深呼吸，就能有效放慢生活腳步，讓大腦更健康、心靈更為清澈。

第3章

呼吸是生命的泉源

呼吸是一座橋樑，讓外在世界通往意識，讓身體與思想合而為一。

——一行禪師

自我評估

許多人只讓肺部發揮三分之一的功能，他們的呼吸技巧有問題，所以沒有注意到自己呼吸太淺。這個習慣會在無形中會製造壓力，接著讓呼吸更急促。淺呼吸會造成恐慌的情緒，令你感到疲勞、口乾舌燥，它還可能是心血管問題的前兆。觀察一下自己的呼吸狀態：

❖ 沒有辦法完成深呼吸，做到一半就會喘不過氣來。

❖ 肩膀與胸膛總是很緊繃。
❖ 總是感到疲勞且口乾舌燥。
❖ 不時就會焦慮。
❖ 疲憊時呼吸特別困難。
❖ 焦慮、恐慌而導致過度換氣。
❖ 呼吸時會明顯地提高肩膀與上胸部。
❖ 無法控制呼吸的節奏。
❖ 說話太快，一口氣就想說完。
❖ 難以用飽滿的音量說完一整句話；說話時夾雜著呼吸聲；講話不知不覺會變小聲。
❖ 想事情或做事的時候會不自覺地憋氣。

我們的呼吸系統跟身體上的其他系統不一樣。在我們出生之前、還在子宮裡漂浮的時候，大腦、心臟、腎臟等器官已經運作了一陣子。但直到我們出生之後，吸進了第一口空氣，肺部才開始運作。接著我們會呼吸一輩子，等到吐出最後一口氣，生命歷程就結束了。呼吸是生命的本質，而我們每天大約會進行兩萬三千次的呼吸動作。

在我參加哈佛大學的身心靈課程之前，我認為呼吸就是一種與生俱來的能力，根本不需要去學習。但大多數人其實不懂得如何發揮呼吸的效能。比如，身體緊繃的話，呼吸就會短淺，有些人還會不自覺地憋氣。很多人也不知道，正確的呼吸法對健康有益，讓我們延年益壽。有效調節呼吸是我們最重要的生物功能，它還能平衡我們的自律神經系統。呼吸不順的話，我們的生理狀態、腦波活動模式、心跳速率以及血壓都會不穩定。嚴重的話，我們還會提早結束生命。

身體裡的每一個細胞都依靠氧氣分子來維生。肺部吸進氧氣分子，再透過血液流動傳送到各個組織。所有的器官都需要氧氣，所以缺氧的話，就很容易生病。因此，我們得了解壓力對呼吸的負面影響。接下來先跟大家簡單介紹呼吸系統的生理學結構。

圖解呼吸系統

呼吸系統負責交換氣體，整個身體的運作都靠它。吸入氧氣、吐出二氧化碳，此過程所運用到的呼吸系統包含呼吸道、氣體交換的部位以及啟動空氣流通的機制。

嘴巴與鼻子是入口。氣體進入呼吸道後，會被過濾、加熱以及變濕，它們在身體內才得以運行。空氣進入體內後，會在呼吸管道中遊走，而食物（也是由嘴巴進到身體裡）則必須改道，轉而進入消化道內。在這個關鍵的十字路口中央，會厭就像令人尊敬的交

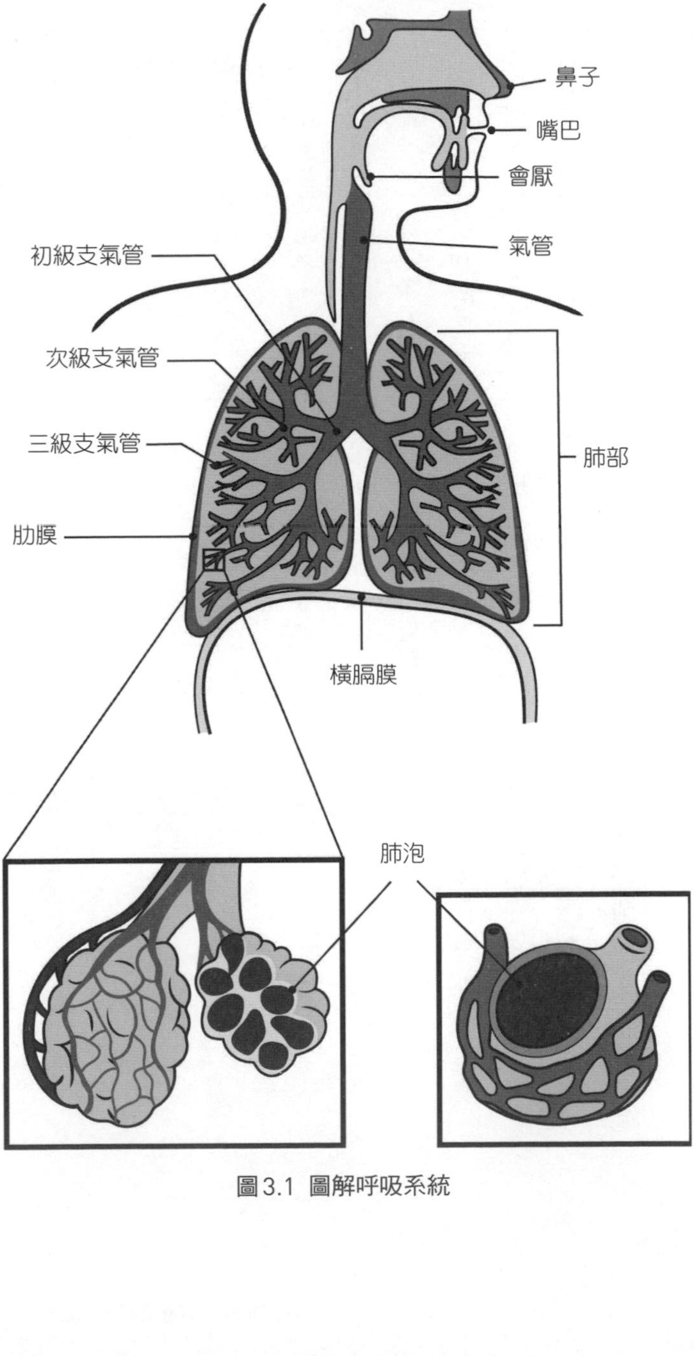

鼻子
嘴巴
會厭
氣管
初級支氣管
次級支氣管
三級支氣管
肺部
肋膜
橫膈膜
肺泡

圖 3.1 圖解呼吸系統

通警察。它是一個蓋狀軟骨，懸垂在喉頭的入口處。吞嚥時，食物向下推動這個蓋狀軟骨以覆蓋住氣管，接著食物再被往下推至它該去的地方：胃部。空氣則可隨時自由通過。所以我們無法在吞嚥時呼吸。有些時候空氣會進入消化系統，但不會造成嚴重的問題，只要打個嗝，空氣就會從上方部位排出，也可以從下方出口排出，只是味道比較強烈。

正常的呼吸流程

除非身體受過傷、結構有問題，否則消化與呼吸系統是分開的。我們所吸入的空氣會經由氣管不斷進入肺部。由氣管所組成的呼吸道，就像顛倒的樹枝狀圖。最主要的樹幹是氣管，分支為兩條主要的支氣管，各自導向左右邊的肺部。在這些海綿狀的器官上面，覆蓋著一層由潤滑性細胞所組成的薄膜，稱之為肋膜。這層薄膜有助於減少肺部收縮與擴張（像手風琴那樣）時的摩擦力。支氣管還會分出許多更小的細支氣管，它們的終端是一個微小氣囊，稱之為肺泡，細胞在此處將氧氣交換為二氧化碳（或是反向進行）。每一條支氣管樹由二十三條分支與極為眾多的七十億個肺泡所組成。這是相當龐大的氣體交換系統。

氣體如何在肺泡內交換？肺部中含氧量豐富的空氣，在肺泡裡接觸到流入肺部的血液，而後者帶有高濃度的二氧化碳。肺部裡的空氣與在體內循環的血液，兩者所帶的氣體不同，所以才能進行交換過程，也就是呼吸。血液釋放出的二氧化碳來自於身體各個組織，它們是無用的副產品，所以應換成氧氣。帶有氧氣的血液流出肺部後，就能供應身體內各個細胞與組織氧分。而二氧化碳從肺部往上經過我們的呼吸道，隨著每次的呼吸排出體外。

肌肉是勞工，空氣流動全靠它們做出吸入與呼出的動作。呼吸不是像聞氣味一樣輕鬆，而是要靠肌肉將空氣捲入胸腔。在胸腔與腹部之間，有一層細薄但卻強有力的肌肉，稱為橫膈膜。膈神經源自頸部，向下延伸至胸腔，對橫膈膜發出感覺與作動訊號。膈神經也會觸發其他呼吸肌肉的收縮，例如肋間肌（在肋骨與肋骨之間）。

吸氣時，橫膈膜收縮且變平，使胸腔與肺部向下擴張，產生出更大的氣囊，更多的空氣就能捲入肺部。此外，胸膛與肩膀會升起且擴張，腹腔則會下沉且突出。正常的成年人平均每分鐘呼吸十二至十五次，捲進了五到八公升的空氣！呼氣時情況相反：肌肉放鬆，胸腔、肋骨以及肺部內縮，氣囊變小，內部壓力升高，將空氣從肺部擠出去，剩下大約一點二公升的分量。徐緩地深呼吸，迷走神經開始發揮作用，橫膈膜跟著放鬆，身體的煞車系統就會啟動。

氣體交換的過程很複雜，牽涉到相關肌肉的運作以及體內氣囊的變化，也都由大腦

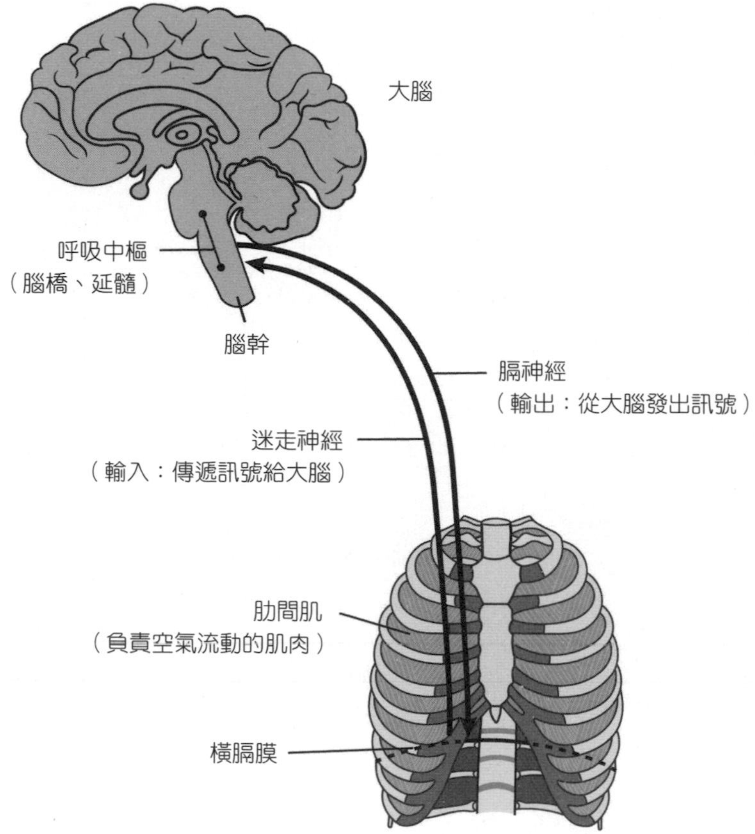

圖3.2 有意識與無意識呼吸的神經路徑

統一發號施令。有兩個系統在管理呼吸，其中一個是無意識的，而另一個是我們能夠控制的。

無意識與有意識的呼吸

身體有內建的自動呼吸系統，它會提醒身體去進行呼吸動作，所以你不可能閉氣太久。正因如此，我們睡著或全神貫注在做事時，就不需要考慮呼吸的問題。在自律神經系統的驅動下，人類可以在無意識的狀態下呼吸。神經元群在腦幹中形成了「呼吸中樞」，它位在延髓與腦橋中，傳送出電流衝動，沿著迷走神經遊走至橫膈膜，使其持續性地收縮與放鬆，以進行吸氣與呼氣。同時間，迷走神經有許多神經分支可與大腦交換訊息，讓後者知道橫膈膜現在是處於放鬆或收縮狀態，好適時地發出指令。

呼吸中樞能察覺血液中的二氧化碳與氧氣含量，知道如何去控制呼吸的深淺與頻率。做運動時，二氧化碳含量增加，心臟與所有動脈中的化學物質受器會通知大腦去加快呼吸的速度與深度，以排出二氧化碳，並且讓更多的氧氣進入。運動結束後，呼吸速度會變慢並且變淺，直到二氧化碳含量回歸正常。這就是呼吸系統的新陳代謝。

呼吸中樞有許多令人感到不可思議的有趣作用。在二〇一六年，《自然》（*Nature*）期刊上有一篇論文，其作者群找到了負責嘆氣的神經元束。[1]他們發現，嘆氣原來是一種非自主性的深呼吸，而且還具有奇特的效用。肺泡非常脆弱，很容易就縮成小小的囊泡，像洩氣的氣球一樣，這時肺部的運作就會不順暢。嘆氣可以捲入空氣，以充飽這些肺泡。他們認為，每五分鐘就嘆氣是必要的。呼吸中樞若沒有叫人發出深沉的嘆氣，肺部就會逐漸變得衰弱。

並非所有的呼吸過程都是無意識的。一想到呼吸這件事，控制權突然就回到你的意識心靈。（讀到這些段落的你，是不是突然想感受一下自己的呼吸？）自主性的呼吸起始於大腦皮質。只要發揮心靈的力量，告訴自己開始進行深層、徐緩且從容不迫的呼吸，就能讓各種紛亂的念頭安靜下來，並且有意識地重新調整我們的內在對話。多多練習這個技巧，意識就會更加清明，不再讓無意識的神經迴路掌控我們的呼吸節奏。習慣自主性地呼吸後，你就能隨意調節快慢或深淺。

然而，不管你的呼吸技巧多麼高超，自主性地閉氣的時間也只能維持數分鐘。有些專業的自由潛水選手可以在水中憋住呼吸九到十一分鐘，這已經是人類的極限了；一般人的平均值在兩到四分鐘之間。當自律神經系統啟動，非自主性呼吸的次數就會變多。當你感到危險或是情緒激動時，身體開啟戰或逃的反應，那就不會有時間再顧慮呼吸了。

壓力荷爾蒙過量，呼吸就會不順暢

許多現代人都失去了天生的呼吸技能，吞吐氣越來越急促。他們只會用嘴巴呼吸，還會不自覺地閉氣，導致吸入的空氣越來越少。淺呼吸會給身體帶來壓力，絕不可養成這種習慣，否則與呼吸相關的肌肉會維持在緊繃姿態。一旦肌肉記憶起這種運動模式，我們就會忘記如何正常呼吸。

許多原因都會導致呼吸不順，常見的原因即為壓力。戰或逃的反應啟動後，肺部就會在短時間內加速運作，支氣管與細支氣管的直徑也會擴張，以提高進入肺部的空氣流量。此時，腎上腺素也會參一腳，呼吸速度更快了：肺部的氧氣量達到極限，並排出大量的二氧化碳。不論我們是遭遇車禍、參加馬拉松比賽或者要進行重大業務報告，交感神經系統都會火力全開。

再來，呼吸與情緒的關係也非常密切。生氣、悲傷或焦慮時，橫膈膜就會緊繃，身體氣囊就會變小，進而影響到呼吸的流暢度。不論是身體或心裡的痛苦都會啟動交感神經系統，畢竟自律神經系統不會區分痛苦的種類，它的工作是啟動反應機制。

未經思考、迅速且反射性的行為，都是由潛意識中的信念、偏見與判斷所驅動，當中多半帶有恐懼的成分。一般來說，這些行為是出於身心的防衛與保護機制，所以腎上腺素與皮質醇也跟著激增，心跳與呼吸速度都會加快，血壓也會升高。相反地，保持鎮定，留意自己潛意識的信念以及理性判斷，做決定時就比較會考量到他人的福祉。在這個當下，身體便會釋放催產素、血清素以極γ－氨基丁酸（GABA），讓我們身心放鬆、呼吸變慢，血液循環也更加流暢。

身體的疼痛與心理的傷痛都會觸發戰或逃的反應，讓身體加速運轉，並釋放出皮質醇與腎上腺素，進而加快心跳與呼吸的速度，還導致血壓升高。因此，下次你出現無意識的反應後（例如開車時狂按喇叭），可以回想一下，你其實有其他的回應方式。只要先從容地調節呼吸，就可以避免一場災禍。

壓力所造成的呼吸道疾病

氣喘

希臘人與埃及人都認為，氣喘就是重複地大口吞吐氣，顯見壓力對呼吸系統的影響。壓力不必然會導致氣喘，但至少會間接誘發氣喘發作，也就是肺部內的呼吸道受到影響，進而擾亂氣體流動。身體發炎或是支氣管壁內部的肌肉持續收縮，都會暫時讓支氣管與細支氣管阻塞。呼吸道變窄，就會大口喘息、咳嗽與呼吸短促等症狀。

我們還不知道氣喘的確切主因。在十二歲以前就發病過，那可能就是基因問題，年紀較大的氣喘患者，則可能是受環境過敏原、空氣汙染以及吸菸習慣所影響。最常見的氣喘是過敏性問題，也就是呼吸道過度敏感，會對空氣中的過敏原（花粉、狗毛等）產生反應。他們的身體會將非傷害性物質（過敏原）視為威脅，並且啟動免疫反應，那麼有特定的免疫細胞就會對該過敏原產生抗體。下次身體再度接觸到該項過敏原時，身體的防衛機制就會啟動，動員戰鬥細胞前往該部位，並且讓支氣管內壁腫脹並產生黏液，藉此關閉呼吸道。

過敏原或激烈運動都會引發氣喘，甚至嚴重到會威脅生命。壓力也很容易誘發氣喘。有些青少年在進入大考季節時，必須增加氣喘藥物的用量，才能撐完考試。理論上來說，當身體啟動戰或逃的反應時，交感神經系統會擴張呼吸道，好讓更多空氣進入肺泡。因此，壓力應該有助於呼吸道擴張，那為何會誘發氣喘呢？無論如何，壓力過大的人確實很容易出現嚴重的氣喘問題。

近年的研究指出，慢性壓力會導致氣喘的反應細胞出現變化。交感神經系統一開始運作，那些細胞就會接觸到大量的皮質醇與腎上腺素，但有些細胞就不再為這些壓力荷爾蒙製造受器。就像有人拿出演唱會用的喇叭，對這些細胞大喊著「壓力來了、壓力來了」，那後者應該會戴上耳塞、企圖忽視那些噪音，但最終還是承受不住那巨大的聲響。壓力無法改善氣喘症狀，反而觸發了身體更劇烈的連鎖反應，各種病痛大舉襲來。因此，使用吸入性類固醇等藥物去擴張呼吸道只是治標，控管壓力才是治本的有效方法。

案例研究：蜜雪兒

蜜雪兒是某間大公司的執行長，身體狀況很多，最初被診斷有恐慌症，後來才發現有氣喘問題。這幾個月以來，蜜雪兒感到精疲力竭。她有好幾個壓力源：婚姻觸礁、公司賦予的重責大任以及下屬的內鬥問題。她時不時就在喘息與咳嗽，總是莫名地恐慌起來，有一次還被同事叫救護車送到醫院。醫師開立了支氣管擴張劑與類固醇吸入劑，讓她可以即時紓緩症狀。

後來我成為她的家庭醫師，並注意到她的症狀可能跟眾多壓力源有關。以此為前提，我試著幫她重新建構看事情的角度與回應方式。當同事又開始惡鬥時，她會試著找出可行的協調辦法，而非再次陷入莫名的焦慮中。她也開始練習放鬆技巧，調整睡眠與飲食習慣，並逐步減少使用類固醇吸入劑。

承受不住時，蜜雪兒偶爾會用一下吸入劑。她自己也留意到，壓力一來，她就很容易有感冒症狀。她認真練習各種調節身心的技巧。現在她會服用營養補充品來改善免疫系統、恢復腸道健康並且隨時做幾個深呼吸來放鬆心情。

過度換氣症候群與恐慌發作

過度換氣症候群的狀況類似於恐慌症，有時兩者會一併發作。過度換氣症候群發作時，雖然有大量的空氣在肺部進進出出，但當事人卻一直覺得吸不到氣，所以大口且快速地吸氣與呼氣。事實上，他血液中的含氧量是正常的，之所以會想大口喘氣，全都是心理因素作祟。恐慌症包含許多次要的症狀，包括心跳加速以及感覺自己快要死掉了。

一般來說，過度換氣症候群沒有立即的致命風險。不過大量的空氣進出於肺部，就會從血液裡帶走過多的二氧化碳。人體需要一定濃度的二氧化碳才能維持多項重要的功能，它能平衡血液的酸鹼值與調節血流，腦幹的呼吸中樞也需要它來維持呼吸運作。失去過多的二氧化碳，就會改變血液的酸鹼值，使其偏向鹼性，導致震顫、眩暈等神經症狀。遇到這種情況，人體的自然反應是加強過度換氣，於是排出更多二氧化碳。

過度換氣症候群的幫兇跟主謀都是同一人：壓力。這種症狀沒有任何生理基礎，它完全是心理問題。至於恐慌症，當它發作時，當事人會感到焦慮與恐懼感猛烈襲來，就好像海嘯一樣要把你淹沒。又有如：

你被困在一間小牢房，四面牆壁逐漸向你逼近。
你搭著獨木舟驚慌地在大海中載浮載沉，但沒有任何人會來救你。
你感覺心臟病快要發作了，即將失去意識，生命準備結束。

恐慌的心靈接管了你的身體，心臟強烈地跳動著，好像快穿出你的胸膛。咽喉好像被人掐住一樣，完全無法呼吸。你顫抖、盜汗，喪失了身體的平衡感。這些巨大的感官衝擊不會停止，只會引發更嚴重的恐慌。日子久了，恐慌症就會變為過度換氣症候群，令人喘不過氣來。

這些症狀的成因不難理解。在恐慌症發作期間，戰或逃的反應全速開啟。巨量的腎上腺素與皮質醇流入血液中，用來處理身心感受到的威脅。身體無法釋放掉這些能量，就會不斷顫抖，無法維持正常運作。我們只能試著放慢呼吸的速度，最好一分鐘只呼吸兩次，以停止這種關不掉的惡性循環。另一種解決辦法在電視上經常看到，就是對著紙袋反覆呼吸。如此一來，呼出的二氧化碳會再次進到肺部與血液中循環，以恢復正常的酸鹼值。

案例研究：山姆

留學生山姆為了應付期末考，日以繼夜地看書作筆記，結果經歷了一次嚴重的恐慌發作。人在海外的父母資助他學費，所以他求好心切，要求自己在課業上有所表現。一想到所有人會對他失望，他的恐慌就發作，而且喘氣越來越嚴重，不得不去醫院的急診室求助。

接受檢查時，抽血檢驗後，醫師發現二氧化碳的濃度太高，這是過度換氣造成的。醫師給他一個紙袋以罩著口鼻呼吸，症狀才稍微緩解。他的焦慮不斷升高，所以才會有過度換氣的問題。醫師開給他處方藥物安定文錠（Ativan），這有助於緩解焦慮。

幾天後他來到我的診所，焦慮感明顯已降低許多，但他不喜歡服用安定文錠，所以看起來有點疲倦。我跟他一同深入探討他個人身心方面的議題，教導他一些呼吸技巧，並解釋壓力荷爾蒙與過度換氣的關聯。接下來幾個星期，他學會用深呼吸去調節自律神經系統，所以不再出現過度換氣的問題，也不再需要服用安定文錠。他在學校的健康中心接受了幾次諮商，以重新調整他對自己的要求與期待。

我的故事

過去七年來，我都沒有意識到，自己走路時常常會憋住呼吸，直到我在哈佛大學接受班森博士的指導，才發現問題所在。班森博士為心臟科專家，著有《哈佛權威教你放鬆自療》一書。他提倡腹式呼吸法，讓大家了解它對健康的助益，包括有效降低壓力。這是他終身的志業。包括我自己，許多人經歷過重大創傷，或不斷承受慢性壓力，都會不自覺的閉氣或呼吸短促。車禍的創傷記憶不斷侵擾我，大腦不斷傳送疼痛的訊號，所以我的橫膈膜與其他肌肉都維持在緊繃狀態。

情緒直接受到自律神經系統所影響，所以知道自己的心情，就知道橫膈膜維持在何種狀態。恐懼或焦慮時，交感神經系統會激發出戰或逃的壓力反應，這時身體就會帶動肩膀的肌肉，使用胸式淺呼吸。班森博士說，久而久之，肋間與周圍的肌肉會習慣淺呼吸的模式，甚至我們的胸腔形狀也會跟著改變。肺部的容積很大，才能吸入足夠氧氣，可惜的是，在淺呼吸的模式下，我們只使用它三分之一的功能。

老師教我深呼吸的要訣：憋氣幾秒鐘、然後將空氣完全吐出。一開始我感到費勁且不舒服。要培養出這種習慣，就要有意識地不斷練習。所以，我們也得去面對未處理的情緒，例如恐懼或憤怒，因為它們會誘發出緊繃的呼吸方式。班森博士建議，我應該創造出新的記憶，不要被過去綁住，否則我腦海總是不斷在重播車禍時的可怕畫面。現在我會常常想像自己開車去度假，輕輕鬆鬆地在車內享受音樂與美麗景色。

練習久了，我逐漸感覺到胸腔周圍的肌肉「鬆開了」，而我終於可以大口深呼吸了！自那時起，我的深呼吸技巧更加純熟了。在一天當中，我時時都在深呼吸。它變成了潛意識的習慣，並且幫助我把注意力拉回到當下。進行演說或面對患者時，我心情也更穩定了。

冥想具有不可思議的功效，只要每日練習，就有助於鬆開緊繃的呼吸肌肉。每天三到四次的放鬆練習，已經成了我的日常習慣，我因此更能掌握自己的情緒與身體狀態。只需要花幾分鐘，就會有具體的功效。此外，深呼吸不僅能放鬆橫膈膜，也有助於放鬆其他部位的肌肉。

建立健康的呼吸模式

自主地、有意識地呼吸對健康有益。心靈可以有效掌控呼吸的速度與品質，並回過頭來影響我們的心理狀態。在這個狂亂的世界中，人們已逃不開高速的網路生活，壓力反應不斷被激發。因此，緩慢而有意識的呼吸，有助於維持專注力，使身體放鬆。練習腹式呼吸法，就能有意識地放鬆橫膈膜，並且觸發副交感神經系統，進而釋放出健康、療癒的荷爾蒙，減緩身體的發炎情況。腦波速度變慢，心情就不會那麼緊繃。

用深呼吸來重新設定自律神經系統

試試看，當你準備回應某人或某事時，先深呼吸，然後暫時不要有任何舉動。這是絕佳的機會。你會發現，只要好好呼吸，就能察覺自己是否正在無意識地做決定。保持專注、心情平靜，就能夠把事情辦妥。你可以迅速地紓緩自律神經系統的作用，讓身心放鬆下來。

班森博士多年來都在研究，壓力對身體造成的負面影響。他發明了三段式放鬆法，用來抑制戰或逃的反應，並且激發副交感神經系統。這套方法對我自己的生活很有幫助，也改變我對治療的看法。[2]我的醫療方法受惠於他的教導。所以診療患者時，我會特別強調心靈、大腦與身體的連動關係。

心靈能控制呼吸的節奏，理解到這一點，就會覺得自己能掌握人生。我們總是會無意識地給自己壓力，所以必須自主且有意識地啟動放鬆模式，以中和壓力荷爾蒙的效力。進入放鬆模式後，身體會轉換成休息狀態。心跳速率、血壓、消化功能以及四肢的血流皆恢復正常，因為血液裡的皮質醇以及腎上腺素都減少許多。自律神經系統不再感受到威脅，就會停止戰或逃的反應。

完成身心醫學的課程後，我返回溫哥華，準備挽救我的健康。我受過專業的醫學訓練，也做過許多臨床試驗，對於班森博士的教導，會保持合理的懷疑。為了親身證明此方法的療效，我憑藉自己的力量，付出了大量的時間與精力，去研究心靈、大腦與身體的關聯，因而接觸到另一項神奇的療法。

在卡巴金（Jon Kabat-Zinn）教授的推廣下，大眾逐漸熟悉一項強而有力的技巧：正念減壓療法（MBSR）。[3]這套方法結合正念冥想與瑜珈，有助於我們覺察身心狀態，進而檢視自己的思考、感受與行為模式。我們因此更懂得把注意力留在當下，並能不帶評斷地接納現實。如今許多醫療單位都在運用這套療程，並適時加入其他放鬆技巧。它還能降低心跳速率與血壓，並且改善血液循環。

BMW自療法

從班森教授身上學到的放鬆反應法（腹式呼吸、肌肉放鬆技巧以及反覆念誦某個字詞），再加上我對正念減壓療法的研究，我研發出一套獨特的深呼吸技巧。我成功地在自己以及患者身上證明它的成效。事實上，它比藥物治療更有效。車禍意外後，我靠著這套方法才重新站起來，並改變我數百位患者的生命。這套自療法有三個步驟：呼吸（breath）、心靈檢視（mind）與自我暗示（words）。練習前，先找個舒適的位置，坐下來休息幾分鐘。

首先練習呼吸。緩慢且深深地吸入空氣，然後閉氣五秒鐘，再透過嘴巴緩慢地吐出空氣。重複這幾個步驟，記住，吐氣時間要比吸氣長。深呼吸能放鬆位於胸腔與腹部之間的橫膈膜，讓迷走神經開始發揮作用，以減緩自律神經系統的刺激反應。

緩慢地呼吸。兩分鐘後，全身用力、讓身體變得極度緊繃，然後慢慢地鬆開它：從頭部開始，一直到腳指頭。身體確實放鬆後，就保持在這種狀態。研究顯示，緊繃的橫膈膜與肌肉會使自律神經系統保持在戰或逃的模式。身體放鬆後，大腦會釋放出類似麻醉劑的化學物質。班森教授說，肌肉與大腦這樣來回互動後，身體就會牢牢記住「健康的感覺」。在進到下個步驟前，反覆進行這種深長而緩慢的呼吸。

接下來我們要檢視自己的內心。試著留意你心靈所浮現的所有想法，這些沒來由的念頭每天會出現數十次，當中有許多是日復一日、重複出現的想法。持續將你的注意力帶回到呼吸上。如果你感覺到痛苦，或是發現你的念頭正無意識地轉向過去或未來的壓力因子，就持續地看著它們，但不要評論或加上意見。想法變得紊亂時，和緩地將焦點拉回到呼吸上，這樣心靈與身體就能重新連結，各個身體系統也會正常運作，讓你的注意力繼續維持在當下。在這個狀態下，戰或逃的反應會關閉，而你的呼吸會變得更加深沉，也更容易受到控制。

最後一個技巧是自我暗示。挑選一個讓你感到平靜的字詞（如平安、感恩或某些宗教用語），在你吐氣時，將注意力從呼吸轉移到那個字詞，並無聲地覆誦它，直到內心安靜下來。有些人認為，注意力流到哪裡，能量就會跟著過去。所以專注在呼吸與字詞上，大腦就會接收到正面的能量。研究人員也觀察到，透過這種練習，無規律、高振福的腦波，轉變為和緩的 α 波。

這三個步驟可以同時進行。先吸入空氣、然後憋氣五秒，吐氣時無聲地覆誦你專屬的平靜詞。讓心靈專注在呼吸以及那個字詞上。每天早晨練習這套自療法約十分鐘，一天結束前再做一次，應該對你的生活有幫助。

在這樣的放鬆狀態下，大腦會釋放出腦內啡（天然的止痛藥）、褪黑激素（天然的安眠藥）以及血清素（天然的抗憂鬱劑），它們都是會讓人感到樂觀和幸福的化學物質。

自律神經系統一暫停，有些人馬上感到平靜而滿足，有些人甚至會進入狂喜的狀態。不斷練習這套方法，身體最終會重新設定自律神經系統，讓它轉而釋放具有治療與修復效用的化學物質。

無論是哪一種冥想法，都對身心有益。試著控制呼吸、注意力聚焦在當下的想法，讓它變成無意識的習慣，身心就會越來越健康。這台BMW能夠載你前往幸福的國度。

嘗試下列步驟來掌控呼吸及改變心態

像海豹部隊一樣深呼吸

有些人覺得深呼吸與心靈檢視很難同時進行，所以不知該如何練習BMW自療法。沒關係，注意力集中在呼吸就好，這樣我們便能好好活在當下。保持正念，讓意識更清明，我們就更能掌控當前的情況。就連美國海豹部隊在訓練隊員時，都會教他們學著控制呼吸，以保持高度的專注與冷靜態度，面對危急情況時就不會亂了陣腳。警方也會要求警員學著控制呼吸，以冷靜的態度處理各種緊急情況。他們日常所承受的壓力不是一般人能想像的，都是生死攸關之事。如果連這些悍將都學著去掌控呼吸，那我們就更有理由好好練習。當你學會啟動副交感神經系統以及腹式呼吸法，就已經往幸福人生的路上邁進一大步。別怕失敗，再接再厲，一定能掌握到訣竅！

跟著手機APP學呼吸

對於呼吸控制的新手來說，跟著某些具體的練習法很有用。有些手機APP相當不錯，例如Headspace、Calm、Breath。Headspace有助於練習冥想、呼吸與放鬆技巧。你可以每天使用這軟體三到四次，每次進行一到兩分鐘的迷你冥想，以重新設定自律神經系統。Calm也很受歡迎，大家會用它來放鬆心情、冥想以及改善睡眠情況。它能夠幫助我們放下左腦思維，並且開發右腦的功能，更生活更具創意力。Breath非常棒，它能提醒你要定時做深呼吸。它會在手機螢幕上設定一個視覺焦點，讓你穩定心情，以稍微遠離不斷在變動的外在環境，讓你的自律神經系統暫時停止壓力反應。

Muse是一種有感應裝置的智慧型頭環，可檢測大腦的電流訊號。而它的APP，會將此電流訊號轉換成聲音，你可透過耳機聽到它。如果你心思紊亂，Muse可以在幾毫秒之內幫你恢復注意力。這款頭環可幫助你進入深層的放鬆狀態，它會播放出特殊的聲響，讓你的大腦保持在冥想狀態，不再忙碌而嘮叨。

控制呼吸好處多

所有的放鬆技巧都包含控制呼吸，不論是瑜伽、冥想或伸展運動。放慢呼吸速度，使橫膈膜保持在適當的位置，自律神經系統一發現這個狀態，就會去調節壓力荷爾蒙。

身體各系統（諸如免疫系統、心血管功能以及腸道等）的紊亂狀態就會平息，而那些系統特別容易受到壓力所影響。有良好的呼吸習慣，我們就能延年益壽。習慣深呼吸，身體含氧量增加，療癒性荷爾蒙也會變多，還有助於治療身體長年的病痛。

史丹佛大學的科學家在腦幹中發現一種特殊的神經元束，它可以連結呼吸和心靈的狀態。[4]呼吸的品質、速率與深淺度，跟情緒有很大的關聯。研究人員指出，在呼吸與腦幹的神經元之間，那種神經元束就有如心律調節器一樣敏感。他們猜測，打哈欠、喘氣、發笑、啜泣、急促呼吸等動作會配到某一些神經元素，緩慢、放鬆的呼吸則接到其他的神經元束。在未來，我們應該更能釐清兩者的關聯，那時就能更有效治療失調的呼吸和情緒，讓壓力、憂鬱和無意識的負面想法自然消失。

班森教授提供了某些線索。有些受試者練習他發明的放鬆反應法，一段時日後，有一半的人不再需要服用大量的降血壓藥。他還指出，一天練習好幾次的女性受試者，焦慮狀況減少、心情與睡眠品質變好，也比較少熱潮紅的症狀。最令人關注的成果是，放鬆反應法能誘發出某些化學物質，降低身體發炎的機率，並改變某些基因的遺傳訊息，例如第二型糖尿病患者的基因。[5]

換言之，班森教授的研究再次證明，心理狀態在這個層面上都會大大影響身體的健康。緩慢的深呼吸能降低血壓、改善腸道功能甚至改變腦波模式。他向醫界證明，人類的確有辦法控制自律神經系統。開啟副交感神經系統，在身體裡製造出不同的化學反應，就能夠緩解交感神經系統的負面效應。不斷練習有意識的深呼吸，壓力荷爾蒙的濃度就會變低，大腦會製造出更多血清素、腦內啡以及γ－氨基丁酸。

控制呼吸有很多好處，例如：

❖ 血液中氧氣與二氧化碳的比例更加平衡。
❖ 心跳速率變慢、血壓變低。
❖ 血液裡的皮質醇與腎上腺素濃度降低。
❖ 身體更有活力。
❖ 身體各個組織的含氧量提高。
❖ 清除乳酸，強化肌肉功能。
❖ 免疫系統變好。
❖ 內心感到平靜與幸福。
❖ 改善消化與腸道功能。
❖ 延年益壽、常保青春。
❖ 基因表現可能會改變。[6]

結論

吸入第一口氣後，我們進入這個世界，吐出最後一口氣，便離開這個世界。在這兩端之間，每一件事情都是生命的象徵！我們無法控制非自主性的呼吸功能，卻能夠控制呼吸的深淺與長短。人類天生就會腹式呼吸法，但在成長過程中，大多數人都慢慢喪失這項能力。身體若能有效地進行氧氣交換，每一個細胞都會很有活力。而呼吸失調往往是壓力造成的：肌肉長期緊繃，所以我們會無意識地淺呼吸。這種習慣降低身體裡的含氧量、破壞我們的睡眠品質、並減低肌肉的穩定性與活動度，最終導致身體變差、大小病痛不斷來。

健康的關鍵之一在於多多練習呼吸技巧，如此一來，氣體交換的效能會提高，副交感神經系統的作用會更明顯，心臟與肺臟的容量也會擴大。膜式呼吸法需要用到腹部與胸膛的肌肉，它能抑制自律神經系統的作用，讓所有組織都能得到足夠的修復能量與氧氣，尤其是大腦。好好控制呼吸，注意力就會放在當下，心情就不會毛毛躁躁，也更能有意識地做決定、思考和說話。試試看，當你感到焦躁不安、焦慮、無法專注或心煩意亂時，不妨多練習深呼吸，身體還會因此更健康！

第4章

腸道是人體第二個大腦

所有的疾病皆肇始於腸道。

——希臘醫聖希波克拉底

自我評估

腸道一般來說歸為消化系統或消化道，但其實它等同於人的第二個大腦。許多人都有腸道問題，卻未理解到，它會全面影響到健康與福祉。有些人久病纏身，但不知道源頭就出在腸道，它是健康出問題的第一道警訊。問問自己有這些情況嗎：

❖ 有慢性腹瀉、便秘、脹氣、腹脹、胃灼熱或腸胃不適等困擾。

❖ 有大腸激躁症或發炎性腸道疾病。

❖ 經常感冒。
❖ 頭痛、腦霧或忘東忘西。
❖ 有睡眠障礙，很容易疲勞。
❖ 有皮疹、痤瘡、濕疹或酒糟性皮膚炎等症狀。
❖ 總是想吃甜食等碳水化合物。
❖ 關節炎或關節痛。
❖ 體重不自覺就改變了。
❖ 有食物不耐症。
❖ 長年營養不足。

你是否就是有種直覺？知道自己做出正確的決定，或者感到有壞事將要發生了。每個人都有這個經驗，打從腸子裡就知道事情的真相，但怎麼想也不知道原因出在哪。你在答案紙上選C而非B，或是放棄一個好到沒話說、難以拒絕的提議。我常在事後感激腸道，在我猶豫時給我關鍵的答案。

負責「思考」的大腦在頭部，但「感受」的中心卻在腸道，這是人體天生的構造。有趣的是，在胎兒成形之前，這兩個系統都源自相同的胚胎組織。胚胎以極快的速度分裂時，有一群稱為神經脊的細胞發育出大腦與脊髓，另一群神經脊則形成了腸神經系統。幾億個神經細胞沿著腸道排列著，幫助腸道收縮，並讓它感知到身體的壓力與疼痛。有些研究指出，腸道中的神經細胞數量，超過了脊髓與周圍神經系統內的神經元數量，因此我們經常將腸道稱為「第二個大腦」。[1]因此，俗話說「相信你的腸子」，其實意味著「相信第二個大腦」！然而，除了給你直覺式的答案，腸道做的事情更多。身體與心理健康都跟它有關，與大腦也有深度的連結。

消化系統的基本結構

腸道或稱為消化道，身體運作需要的食物與流質，都要靠它來吸收。這條管道由許多組織串連起來，從嘴巴延伸到肛門，一路上它們不斷分解與吸收營養素的消化液與分泌物（圖4.1）。這整條管道各部位的直徑與功能都不同，在完成消化進程前，腸道活動都不會中斷或停止。因此，腸壁形成了一道屏障，區隔管道內外的所有東西。換言之，消化道就像工廠，來自體外的食物在這裡面被分解與儲存，並收取它們的能量，無法利用的東西就被排出體外。未消化的食物與排泄物完全不會接觸到重要的器官與組織，所以身體內才能維持無菌的狀態。

有了消化道，人體才能演化出各項複雜的身體系統。地球上最先出現生命是多細胞生物，它就像艘救生艇，眾多細胞擠在一起，在大海上漂流著。經過數百萬年的時間，一些有機體在身體側邊或體內發展出體腔，以攝取養分並且儲存起來。體內有消化與儲存管道，就能長時間保留養分，有利於生存與繁衍。在今天，一些最簡單的有機體依舊保有這種結構，例如水母，牠們不需要吞嚥食物，而是藉由有單一開口的體腔以攝取食物，並將其保留在體腔內直到酵素消化這些養分，然後再從攝取食物的開口排出排泄物。

在演化過程中，有些有機體發展出第二個消化道開口。它們先從一端攝取食物，進入貫穿身體的管道後，有效率地大量消化食物並且吸收養分，然後從另一端排出排泄物。這種較為複雜的系統能夠消耗更多食物，並且轉換成能量，這樣人類因此才演化出大腦、循環系統與骨骼，而其他物種則長出了翅膀與尾巴。消化道就是生長的核心，唯有它健康，身體才會有完善的運作。

稍後會介紹腸道的主要功能，包括提供能量。在消化過程中，腸道會先分解食物、再經由化學作用轉換為微量營養素。接著讓這些分子進入在體內循環著的血流，便完成吸收工作。

消化過程從口腔開始，牙齒咬碎並咀嚼食物，使其成為小顆粒。接著富含酵素的唾液，從臉頰內部、舌頭下方以及下顎周圍的腺體分泌而出，進行第二階段的分解。人類每天大約會製造出約零點九五公升的唾液，因此有大量的酵素能進行消化作用。食物初步分解後，我們吞進食道，裡面的肌肉壁開始蠕動、收縮，將食物推進消化系統。腸道像是一條又長又蜿蜒的道路，上面布滿許多腺體，隨時能分泌消化液以促進消化與分解作用。食物從食道進入胃部，它是袋狀的肌肉器官，會分泌強大的酵素，統稱為胃酸或胃液，將食物進一步分解為泥狀物，也就是食糜。食糜還沒完全成形前，胃部上下兩端的括約肌會防止它們從上端或下端離開胃部。

胃部接著通往小腸，後者大約有六公尺長。這是我們吸收營養素的主要地方，食物要花上好幾個小時才能從小腸的一端移動到另一端。一路上，肝臟、膽囊、胰臟也釋出分泌物，促進食物的微粒分解，將其轉換成單純的糖分、脂肪酸以及胺基酸。絨毛與微絨毛是手指狀的微小突起物，它們排列在整條小腸內壁，將消化道的表面積增加到大約兩百五十平方公尺，像一個網球場那麼大！腸道內層的細胞稱為腸道上皮細胞，它會有效吸收來自食糜的營養素，之後，幾千條相對應的微血管再將葡萄糖、脂質、礦物質、維生素、電解質還有水分等，運送給身體內的其他組織。這些營養素使各種細胞得以成長與再生，因此身體才能運作以及自我修復。

經過小腸後，剩餘的食糜進入大腸，它比小腸短但寬上許多。大腸從剩下來的食糜中吸收水分，之後就把所有的廢料整理成排泄物。數兆個細菌活在大腸中，靠著身體用不到的東西而活。最後，排泄物往管道下方移動，並經由肛門排出。

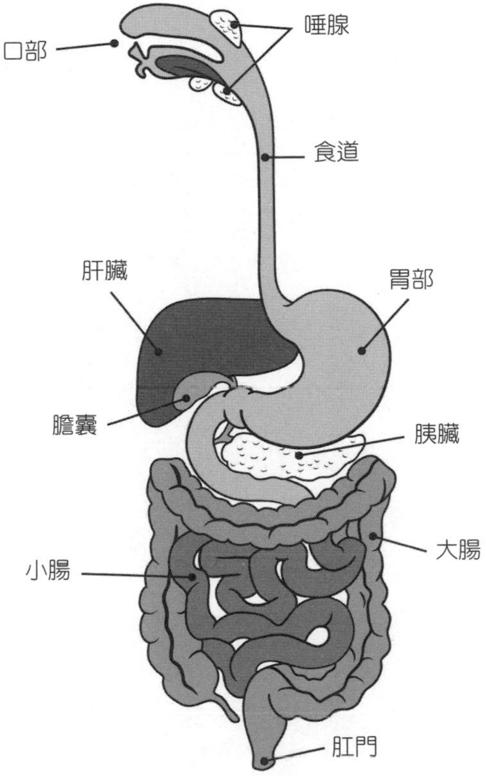

圖 4.1 消化系統，包含消化道（又名腸道）

消化道從不停止運作，它不斷地在分解食物，以轉化成人體能夠吸收的微量營養素，並且排出無法利用的東西。

腸道能預防並對抗疾病

腸道上皮細胞在腸道內處理以及轉換必要的營養素，將它們供應給身體的其餘部位，所以會保護我們以遠離疾病。它們就像一整排的衛兵，直挺挺地站立著，肩並肩，創造出一堵緊密接合的牆壁以保衛邊界安全（圖4.2）。這道屏障區隔了腸道內外的所有東西，它只有一個細胞的厚度，少於一微米寬，比一個粉塵粒子還要小！

在健康的腸道內，腸道上皮細胞的工作非常重要，它能保護身體遠離各種有害的細菌與化學毒素，還能幫我們應付眼前的壓力，以免健康狀況變差。這些士兵細胞大約在一個星期內便會全部更新一次，避免腸壁不斷被攻擊因子襲擊，後者包括酒精、細菌、病毒、毒素以及壓力荷爾蒙。

腸道上皮細胞應該要緊密接合，一出現裂縫，就不再能夠像一整列的士兵肩並肩地站在一起。這道銅牆鐵壁出現縫隙，就會導致所謂的「腸漏症」，那麼尚未消化的食物蛋白質、毒素與有害細菌，就能找到洞口入侵身體。腸道失調以及身體各部位的發炎問題，都是這種滲漏情況造成的。

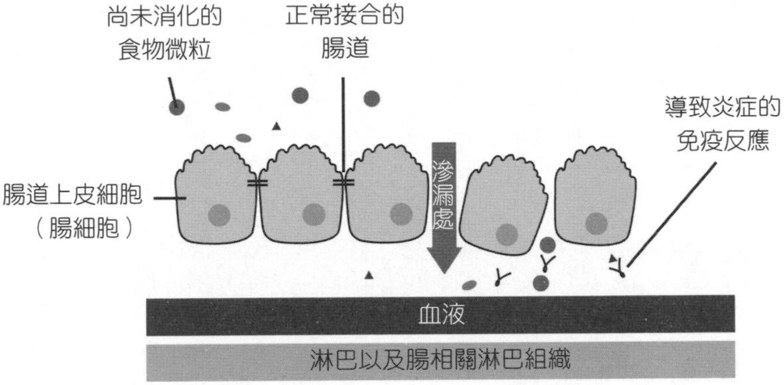

圖4.2 滲漏腸道中的腸道上皮細胞

為了避免腸道內襯滲漏以及消化系統受威脅，身體內百分之八十的免疫組織皆位於腸道內，我們稱之為腸相關淋巴組織（GALT），它能有效保護身體健康。它就像旅客登機前檢查行李的安全系統，經它「掃描過」且通過檢驗的物質才能進入我們的身體，不合格的「行李」就會被排出體外。

在腸道內襯中，健康的人體細胞有一種表面塗層，免疫系統會把它當成「自己人」的憑證，它就是人類白血球抗原（HLA）的複合物。免疫系統會認出健康的細胞，以及進入腸道的其他物質，例如尚未消化的由蛋白質所組成的動物細胞。已消化的食物會分解成蛋白質、碳水化合物以及脂肪，這些物質小到無法有塗層，免疫系統無法檢查，因此它們能自由通過腸相關淋巴組織。然而，受到感染的細胞、細菌以及尚未消化的食物會有另一種塗層，免疫系統因此可以察覺到。這些潛在的傷害物質一接觸到腸道上皮細胞，腸相關淋巴組織的警報聲會響起，認定它們是無法辨識的闖入者。只要細胞塗層不屬於人類白血球抗原複合物，免疫系統就會發動攻擊。

腸內菌叢或稱腸道菌叢，它們居住在腸道裡面，與腸相關淋巴組織一起運作。這些細胞有數兆個，比身體的其他細胞都還多，是腸胃系統的重要成員，卻往往被人忽視。這些細菌不會使人生病，反而能讓身體運作更順暢。腸道菌叢就像住在腸道裡的微生物聚落，它們對人體有益，不但能提升免疫能力，還能讓心情變好。

嬰兒剛離開母親的子宮時，腸道還是無菌的狀態。不出幾天，來自產道以及來自周圍環境的細菌，就會搬進身體裡的新家，且主要都進入腸道內。母乳帶有益生質與益生菌，它們會停留在嬰兒的腸道裡，促進好菌生長，並培養出個體專屬的微生物菌叢，它們就像指紋一樣獨特。這項認證程序相當重要，免疫系統才能慢慢學著辨識好菌的種類，並且阻斷會引發疾病的壞菌。

我們還是嬰幼兒時，好菌便在我們體內，腸相關淋巴組織成熟後，他們依舊存在。我們待在母親肚子裡時，那些淋巴組織開始形成，大多集中在小腸，也會散落在其他腸道組織的某些區域。

在健康的微生物菌叢中，好菌可以打贏有害的壞菌。在成年人身上，微生物菌叢會不斷製造出營養素，並在結腸清除掉肝臟無法清理的有害物質，進而排除身體的毒素。這些細菌就像迷你的肝臟一樣，能幫助身體排毒。而肝臟能製造膽汁以分解食物中的脂肪。

結腸中的好菌有助於身體吸收營養素，如複合式碳水化合物、鈣質與鐵質。它們也有助於身體製造必要的維生素K2。除此之外，好菌製造出的黏液還能保護壁膜，從腸道內部清理排泄物，讓我們排便更順暢。在我們還是嬰兒時，腸道菌叢會與腸相關淋巴組織就會交換訊息，這一點會在第八章繼續討論。

腸道生病，心情不美麗

腸道與大腦之間的訊息傳送管道是迷走神經，它是十二對腦神經中分布範圍最廣的。它起始於腦幹，其分支延伸到許多器官。大腦與腸道之間的訊息交換系統稱作腸腦軸線，訊號會雙向傳遞，可以源自大腦或腸道。

交感神經系統跟其他系統一樣，感受到壓力時，會傳送出訊號，叫身體準備面對危險。它會在腸道中發出訊息，告訴消化系統暫緩工作，因為身體現在需要能量與血液來應付緊急狀況，例如戰鬥或逃跑。這時，腸道就會減緩蠕動的速度與力道，減少釋出消化酵素。消化系統其實禁不起經常這樣突然停工，長期下來，身體便無法好好吸收營養素以修復組織，也無法供給能量和設置防衛系統去抵禦入侵者。炎症等各種疾病就是這樣造成的。

這些過程還有許多要探索之處。當前發展最快的研究領域便是神經腸胃病學（Neurogastroenterology），目的在於尋找大腦與腸道的互動關係。研究者多半專注於研究消化道的功能與障礙，以及腸內的交感神經與副交感神經。近年來，也有許多專家發現，心情變化跟炎症有關聯。[2]精神病學家也越來越了解，心情不好與腸道失調非常有關。以後一定會有更多的研究聚焦於炎症和憂鬱的關聯。此外，慢性疼痛、精神分裂症和阿茲海默症應該也與腸腦軸線的運作脫離不了關係。

近期的研究也發現，腸道菌叢和它所製造出的複合物跟精神疾病也有關。[3]若我們能更加了解微生物菌叢、腸道和大腦軸線這一整個系統，就能研發出更新的療法。調整體內的微生物菌叢，也許就能治好許多症狀，例如憂鬱或焦慮，並且改善情緒與認知功能。在未來，精神科醫師可能會開立益生菌或相關的營養補充品，培養患者腸道的好菌，以治療焦慮症或憂鬱症。由此不難看出，微生物菌叢有巨大的影響力，其作用不僅止於在腸道內部，搞不好它對心靈也有同樣的作用力，到時生物學家就得寫下新篇章了！

身為醫師與藥師，我負責開立抗憂鬱的藥物處方，並負責配發藥物，而我自己後來也變成情緒問題的患者。以我自己的經驗來看，這些藥物當然有一定的效力，有助於提高大腦的血清素濃度以減緩疼痛、焦慮以及憂鬱症況。但是我們應該更注重腸道的健康問題，這樣才有可能提升全身上下的健康程度。也許有一天，我們會興奮地發現，吃德國酸菜可以治好憂鬱症。在此之前，我們仍舊需要更多研究，才能理解微生物菌叢為何有助於身體製造血清素，以及這些訊號如何傳遞給大腦。

壓力荷爾蒙以及腸道功能障礙

你是否有上台演說的經驗？在開場前，是否會突然想上廁所？這種現象很常見，畢竟壓力會影響腸道功能。心裡感到「七上八下」，或是發現有哪邊不對勁，人就會焦慮起來，急著要去上廁所。這種迫切感就是戰或逃的反應正在對腸道發揮作用！每一個人都出現過類似這樣窘境，被突如其來的壓力嚇到，不過腸子會立刻回復正常。然而，壓力持續太久的話，腸道就會發炎，進而導致相關的疾病出現。

腸神經系統可自行運作，因為它有數兆個神經細胞，會持續對腸道各個部位傳遞訊息。大腦與脊髓也會透過交感與副交感神經系統影響著腸神經系統。動不動就亂踩油門，引擎會燒壞，身體也是。腸道失調的話，一些部位會開始發炎，之後身體其他系統就會生病。

身體偶爾需要發炎，才能產生保護作用，免於受到細菌與病毒的感染，但這套防禦機制不應該隨時處於備戰狀態。身體發炎時，來自白血球細胞的化學物質會被釋放到血液或受到侵襲的組織裡，以攻擊毒素並且擊退疾病。過程中，流到該部位的血液會增加，所以會有充血與升溫的現象。若有液體滲入那個部位，就還會造成腫脹。這種保護措施會刺激神經，使身體感到疼痛，但能保護受到侵襲的部位，以避開毒素的攻擊。然而，炎症沒有消退，那些化學物質會開始傷害所有的身體組織，包含大腦。

炎症是許多疾病的源頭，包括身體與心理。如今我們知道，壓力的起源很多，包括飲食不均衡、生活作息不好、環境汙染、細菌感染以及情緒起伏太大。全身任何地方都會發炎，而星星之火是從腸道燃起的，因為免疫系統幾乎都在這裡。

壓力造成的腸道疾病

胃食道逆流

在正常的消化過程中，食道的括約肌會擴張，食物進入胃部就關閉，以防止食物與胃液倒流回食道。慢性壓力會導致胃食道逆流，俗稱為火燒心或胃酸逆流。這就是因為括約肌沒有發揮作用，導致胃酸與一些食物向上倒流回到食道中。

與胃部相比，食道的壁膜很薄，並缺乏保護性的黏液塗層，所以很容易受到刺激與發炎，還會導致癌症或內出血。壓力會使胃食道逆流的症狀更加惡化，令人更加焦慮和不安。有些前列腺素由胃部分泌，用以保護它免受酸液侵襲，而壓力反應卻會阻斷這些前列腺素，導致身體更加不適。

消化性潰瘍

潰瘍發生的時候，胃部內襯或腸道內襯上的保護性黏膜層受到侵蝕，致使細菌與胃酸得以攻擊未受保護的組織。幾十年來，科學家們都同意，胃潰瘍導因於壓力。研究人員馬歇爾（Barry Marshall）與華倫（Robin Warren）發現，幽門螺旋桿菌這種壞菌與胃潰瘍有關。馬歇爾繼而著手進行全面性的研究，希望證實潰瘍的主因就是細菌。[4]在確定胃部完全沒有幽門螺旋桿菌之後，他吃下了該細菌的菌落，分量很足，十天後他出現了胃炎、胃食道逆流以及炎症。這證實了他的理論，醫界多年來也都接受這個結果。儘管如此，美國疾病管制與預防中心（CDC）的報告卻顯示出，在帶有幽門螺旋桿菌的人口中，有三分之二的人並未出現潰瘍跡象。[5]

為了證明潰瘍的肇因究竟是細菌還是壓力，丹麥的研究人員在三千三百位受試者身上進行為時數年的研究，觀察他們的飲食、生活型態以及壓力指數。[6]他們的研究結果與前一份實驗相符合：光是壓力本身就會導致潰瘍。然而，大多數的潰瘍患者亦帶有幽門螺旋桿菌，也就是說，壓力荷爾蒙不斷在全身上下竄流，會降低胃黏膜中的含氧量、營養素以及黏液分泌，讓幽門螺旋桿菌得以成長茁壯並且侵蝕胃黏膜。換言之，高濃度的皮質醇抑制了免疫系統，替幽門螺旋桿菌擋住衛兵，讓大舉入侵並造成潰瘍。

微生態失調

在微生態失調的狀態下，腸道內的壞菌取代了好菌。它的症狀包括便秘、腹瀉、胃腸脹氣以及腹脹。飲食習慣不好、飲酒過量、長期服用抗生素、在食物中攝取到毒素或重金屬，還有壓力荷爾蒙過度分泌，都會造成微生態失調。抗生素會殺死腸道內所有細菌，有害的細菌便能重新佔領健康的結腸。因此我們要謹慎使用抗生素，否則長期下來免疫系統就會受害。此外，大腸激躁症、發炎性腸道疾病、結腸癌甚至是肥胖症都跟微生態失調有關。

大腸激躁症

這個疾病相當常見，其症狀包括腹痛、腹脹、腹瀉以及便秘。此問題會持續多年，使人身體狀況變差，但不會威脅到生命安全，也不會傷害腸壁或任何器官。它很少演變成嚴重的疾病，例如結腸癌。我們並不知道它的確切導因，但與焦慮症應該有密切的關係。也就是說壓力指數升高，腸道就會產生質變，進而引發大腸激躁症的各項症狀。[7]

身體長年有戰或逃等壓力反應的話，血液都會流向腸道肌肉，導致它快速收縮，於是就會產生腹瀉症狀。有時情況則會相反，導致便秘。戰或逃反應一直開啟，就會關閉腸道的消化功能（畢竟當你正在逃避獅子的獵殺，身體沒時間去消化食物）。長期下來，腸道肌肉太活躍，卻沒有胃液可分解食物，便會產生便秘、腹脹以及腹痛等問題。

大腸激躁症的各項症狀如疼痛與腹瀉，應該都是壓力造成的。許多憂鬱症與焦慮症患者都有大腸激躁症。研究也顯示，兒童時期的創傷經驗，例如家暴或性侵，也會增加成年後罹患大腸激躁症的風險。[8] 有些證據顯示出，大腸激躁症只會發生在有相關基因的人身上。雖然如此，生活中有慢性壓力的大腸激躁症患者比較難治好，所以醫師會先將壓力管控作為重點的治療方式。冥想、瑜伽以及其他各種放鬆活動，都能降低這些症狀的發生頻率與嚴重程度。

發炎性腸道疾病

患有發炎性腸道疾病的人，其腸道就有慢性發炎的問題，才會導致腹痛、腹瀉、直腸出血以及食欲減低。其他器官例如關節、皮膚、眼睛與骨頭等也會受影響。潰瘍性結腸癌與克隆氏症兩者都包含了發炎性腸道疾病，皆為複雜的自體免疫疾病。其患者的免疫系統會瞄準且攻擊自己身體內部的各項組織。潰瘍性結腸癌主要發生於大腸，克隆氏症則會影響到消化道的所有部位，從口部直到肛門。發炎性腸道疾病的肇因尚不明朗，病情有時會突然惡化，也會逐漸轉好。只要在腸胃科醫師的照護下，病症都在可控制的範圍內。

研究顯示，壓力會提高發炎性腸道疾病的復發機率，慢性壓力、生活中的不如意以及憂鬱心情，都是隱形殺手。壓力荷爾蒙（皮質醇與腎上腺素）會導致炎症。它們會降低血液供應量、抑制黏液生成以及讓腸道內的細菌與酸鹼值發生變化，進而導致腸道內襯變得脆弱。[9]有害的細菌會產生毒素進而侵蝕腸道內襯。身體為了保護自己免於攻擊，會派出免疫細胞前往腸道內襯。這些細胞突然湧現，並釋放出組織胺以及其他發炎性化學物質到腸道內部。最後，這種局部性的炎症就擴散至全身，各部位就會有發炎問題。

我們還不能完全確定，負面心態會導致發炎性腸道疾病。然而，發炎性腸道疾病若是突然發作，應該就跟情緒波動有關。這個疾病目前沒有療法可治，所以只能先解決炎症或腹瀉等症狀。如類固醇、消炎藥及解痙劑等藥物都有些療效，最近也會有醫師會開立生物製劑。但最有成效的解方還是壓力管控。

案例研究：喬伊

喬伊幾年前來到我的診所時，剛結束他大一新鮮人的生活，而不斷出現腹瀉的毛病。他體重減輕，也一直都在感冒和咳嗽，我猜想他罹患初期的發炎性腸道疾病。地區診所給他開立了一些藥物，用於止瀉以及減緩胃灼熱。然而，沒有人去檢視完整的病史，或是找出這些小症狀的源頭。

在談話過程中，他提到母親是某醫院裡的廚師，總是為他準備好健康的食物，直到喬伊上大學。喬伊住處附近的餐廳很普通，不能滿足他所需要的充足養分，也不夠美味，因此他常常有一餐沒一餐，買速食餐點回來填飽肚子。除了飲食習慣改變，他老是在白天喝五到六杯咖啡，晚上又喜歡酗酒，所以他腸道內襯不斷受到攻擊。我對他進行了幾項檢驗，發現他身體裡有幽門螺旋桿菌，他的糞便中也有白血球細胞，這些徵兆是微生態失調的症狀。

飲食習慣不好和酗酒都是喬伊腹瀉的重要原因，但他的情緒問題也帶來嚴重的壓力。他當時剛結束一段感情，還要應付期末考。他不知道怎麼處理自己的胃腸疼痛問題，還造成許多生活上的不便，所以他的焦慮感更加嚴重。這些症狀出現的時間點都很明確，由此可知，開學、搬出家裡以及與女友分手這三件事給他很大的壓力。

確定了症狀的源頭後，就能找到治療方法。我開始對喬伊進行5R腸道調理計畫（稍後會介紹），包含清除掉不正常的腸道菌叢與毒素，請他多吃有高纖的食物與營養品。這麼一來，腸道就能重新培養出健康菌叢，重建受損的絨毛與黏膜壁。至於當前的症狀，例如腹瀉與疼痛，我就開給他抗生素處方，以對付幽門螺旋桿菌以及其他的壞菌。為了修復腸道內襯，他戒酒與咖啡，並多吃青菜，少吃油炸類或燒烤的肉類。為了治療腸漏症，他還會多吃富含益生菌的食物，例如優格與其他發酵食品（含有對腸道友善的細菌，例如乳酸菌和比菲德氏菌）以及各種營養品。數週療程下來，喬伊覺得好多了，身體越來越健康。

到了暑假尾聲，喬伊已經準備好重返校園。現在，他更了解心靈、大腦與腸道的關聯，也熟悉許多養生方法，可以防止腸道症狀再次復發。由此得知，腸道一發炎，念珠菌屬酵母[10]過多以及好菌太少，便無法製造血清素，身體承受的壓力就會更大。這時我們就更想喝酒與咖啡，享受甜食或其他重口味的食物，以獲取短暫的興奮感。如此一來，腸道與身體發炎問題就會更嚴重。

我的故事

在發生車禍之前，我的身體就常常受腸道問題所苦。我十七歲就讀大學一年級時，就有胃灼熱的症狀，之後還常出現嚴重的腹痛。我多次前去健康中心就診，接受幾項檢驗之後，我被診斷出有胃食道逆流以及消化性潰瘍。我現在回頭看，才發現當時我給自己太大的壓力，因為我選修了三門需要進實驗室的高階課程，包括化學課。

我高中時沒有念過化學，上大學後，這門課我被當掉好幾次。這對一個總是名列前茅的學生來說，著實是嚴重的打擊！我越努力研讀，給自己的壓力就越大。我很害怕又要被當掉，那個壓力將我推向胃潰瘍的邊緣。幸好，當時的化學課教授聰明又體貼，下課時他告訴我，想要搞懂化學，得先學會放鬆並享受求知的樂趣。後來我在他的實驗室待了好幾個學期，見識到許多令人驚奇的化學效應，而教授對學問的熱情也打動了我。於是我才懂得享受學習的過程，不再為了取得好成績而備感壓力。神奇的是，最後我在這門課拿到高分，還接下來的在主修課程中選了製藥學，繼續發展我對化學的興趣。我從未料到會有這樣的成果。

發生車禍意外後，我得服用麻醉性止痛藥，它會造成嚴重的便秘問題，所以我得服用另一種藥物來促進腸道蠕動。這一堆藥物給我的胃部內襯帶來浩劫，多年來平息以久的胃灼熱又再度復發了。壓力與疼痛使我感到焦慮，導致我的腸道功能失調，而服藥讓問題變得更嚴重。此後，我對某些食物特別敏感，不但很容易過敏，罹患感冒的次數還倍增。接受身心醫學的訓練後，我才知道腸道健康一出問題，免疫系統的功能也會故障。

我現在更加關注腸道的健康狀況，所以會遵循5R腸道調理計畫的原則，好好照顧我的腸道內襯。我試著不讓壓力荷爾蒙分泌太多，也不再服用一堆藥物去增加腸道的負擔。我會選擇好食物，讓腸道免疫系統更加茁壯。最後，我也會多照顧自己的心靈，畢竟它會影響到身體各部位的健康，尤其是腸道。

培養快樂的腸道環境

身體每一種功能都有賴於正常的消化能力。腸道放鬆才能吸收營養素，全身上下才能得到能量。腸道健康，免疫系統才會正常，身體比較少發炎，也不會缺乏血清素。這樣心情才能常保平靜，不會老是受惡劣的情緒所折磨。

刺激迷走神經就能恢復消化功能。副交感神經系統透過迷走神經從大腦傳遞出訊息，以啟動我們的休息與消化反應。這時心情放鬆、有安全感，身體處於休息狀態，腸道內的分泌物會增加，腸道蠕動也更順暢。於是血流重新導向腸道，進而能吸收更多的營養素。

在腸道與大腦的協同運作下，血液中的血清素濃度才能維持平衡。腸道內的神經內分泌細胞稱為腸嗜鉻細胞，它會製造出身體內百分之八十至八十五的血清素。有些免疫細胞與腸道神經元也會製造血清素。此外，有些腸道好菌也會刺激腸道神經元以製造血清素。血清素不論是腸道或大腦製造的，其基本的化學結構都相同的，但對各自領域所產生的作用卻不同。在大腦中，血清素等同於「快樂荷爾蒙」，有助於調節食欲、心情、性欲與睡意。在腸道內，血清素會加速腸道肌肉收縮，並傳遞噁心或疼痛等訊號。

吃出健康：5R腸道調理計畫

以前目前的選項來看，健康飲食是最有效、最實用的療法，它能幫助我們減輕壓力，恢復健康。吃到有營養的食物，才能供應能量給細胞，讓它們有修復與治療的能力。這樣消化與免疫系統才能減輕負擔，不用一直在清除毒素與對抗病菌。腸道不用再辛勞工作，人就會更快樂、更有活力，煩惱也變少了。5R腸道調理計畫[11]是從功能醫學的角度出發，不僅幫你剔除掉某些不健康食物，還提供健康飲食的策略，讓你培養健康的心態，打造強健的消化系統，身心都穩定。我用的詞彙跟標準版有些出入，但基本概念是一樣的。

長久以來，許多醫師都在運用5R腸道調理計畫，成功改善與治癒無數患者的腸道問題。我自己也在執行，並將它推薦給我的患者，成果也很豐碩。開始實行前，先填寫腸道健康評估表（參閱附錄A），檢視腸道一些部位（如上端腸道、中腸或者是下端腸道）是否有感染病菌。近期如果你體重減輕、腹瀉、排泄物中有血液或黏液、發燒、寒顫或者是肌肉無力等問題，請立即就醫。如果你沒有前述的狀況，那在實行5R計畫前，可以先跟家醫科醫師討論，看看它是否能促進你的整體健康。理想的話，這個計畫能幫你清除不正常的腸道菌叢與毒素，讓你學會辨識有療效的食物與營養品。接著，你就能重新培養腸道內的健康菌叢，修腹腸道內受損的絨毛與黏膜內襯。記住，維持高纖飲食，就能確保腸道環境的健康。

移除（Remove）

首先，清除對腸道有害的東西。吃下某樣食物過後，仔細觀察身體的反應，以找出你日常飲食的問題。尤其必須注意以下三類食物，它們像過敏原一樣，一吃身體就有反應，並默默地造成各種腸道問題。

第一，要避免攝取刺激性食物，如酒、咖啡、過度加工的乳製品以及精製碳水化合物，後者包括高果糖玉米糖漿、甜食與麵包，這些食物會造成身體發炎。

第二，要提防傳染性因子，如賈第鞭毛蟲、酵母菌、寄生性生物與幽門螺旋桿菌，都會生長到無法控制，進而造成酸液逆流與胃灼熱。幽門螺旋桿菌感染也會導致身體慢性發炎，沒有及時治療就話，就會演變成胃癌。要如何判斷自己吃進這些傳染性因子呢？可以到醫療院所檢查血液或糞便。如果不幸有這方面的問題，可以服用抗生素來殺菌，但腸道內的好菌也會一併被消滅。

第三，不亂服藥。布洛芬與阿斯匹靈這些止痛藥也會刺激腸道。除非經由醫師指示，否則能免則免。

以上描述的食物、微生物與藥物都會刺激腸道，再加上身心方面的壓力，問題就會更加惡化。因為身體開啟戰或逃反應的反應時，消化功能就會減慢。

因此，先從飲食清單中移除掉這類食物：甜食、麵包以及過度加工的乳製品，並戒掉酒品與咖啡三到六週。大多數人的腸道會因此變得更健康。接下來，我們可以改造飲食清單，範例如下：

糖類：楓糖漿、無精煉蔗糖或海棗。

乳製品：羊奶或有機牛乳。

澱粉：全穀物或燕麥。

有些人對於食材中某些成分會過敏，例如麩質、凝集素，再以個人的情況去揀選。

整理飲食清單後，如果你仍感到腸道不適，那就該開始寫飲食日誌，記錄每天的飲食內容、用餐時間以及吃下去的感覺，那你應該能找出這三者的關係。你也可以去做過敏源檢測，以找出導致腸道不適的食物。

替換（Replace）

腸道運作不正常時，各種分泌物如胃酸、膽鹽以及消化酵素等都會減少，因而造成消化不良。這麼一來，我們就無法從食物中吸收營養素。因此，你先要去找出身體失去的消化成分，再想辦法找尋替代品。把你的腸道健康評估表交給醫師，讓他們去評估你的症狀，並找出具體的解決之道。

修復（Repair）

身體接受持續不斷的刺激，造成各部位發炎，腸道屏障也因此瓦解。腸道上皮細胞之間的接合處有縫隙，導致毒素、細菌以及尚未消化的食物接觸到敏感的膜內襯。腸道上皮細胞因此變得越來越小，保護性黏膜也跟著消失。為了有效啟動修復功能，我們應該正確地選擇食物、消除毒素以及減低生活的壓力。然而，症狀太嚴重的話，就需要額外的營養品來修復腸道。附錄B列出各種常見的營養品，例如麩醯胺酸或榆樹皮，請依照藥師或藥師的指示服用。若有疑問時，就多做一些檢查，確保情況沒有變嚴重。

重新培養（Repopulate）

在腸道的微生物菌叢裡有數兆個好菌，它們會去除毒素，也替腸道內襯製造出健康黏液。它們會製造出必要的維生素，還會生產血清素等神經傳導物質，好拿來跟大腦交換訊息。但是身體發炎、不良飲食習慣、外物刺激、服藥過量以病毒感染，都會破壞腸道的生化結構，導致好菌便無法生存與繁殖，壞菌取而代之。

發酵類食物有助於重新培養腸道裡的好菌，它們是天然益生菌，例如比菲德氏菌與乳酸菌。帶有糖分或水分的食物被細菌與酵母分解，就會產生發酵反應，這是用來保存食物的古老技術。所有的古老國家都有發酵類食物，如醃漬食品、優格、韓式泡菜、德式酸菜、康普茶、克菲爾和蘋果醋。購買時，一定要閱讀包裝上的建議食用量以及含糖量。

多攝取富含益生菌與纖維的食物，例如洋薊、韭蔥、蘆筍、大蒜與洋蔥，它們都有助於培養體內的健康好菌，還會讓它們頭好壯壯！不過，若你有大腸激躁症與發炎性腸道疾病，那就要服用現成的粉狀益生菌，以幫助腸道重新培養出健康好菌。另外，你也可以服用微生物菌叢的藥品膠囊或營養液。

不論你的飲食多麼健康，食物所提供微量營養素可能還是不夠。那麼你可以攝取一些營養品，例如深海魚油與維生素D，它們都對免疫系統有幫助。例如鎂這樣的微量礦物質則對腸道有益。壓力大的現代人往往缺乏這些物質。有些銀髮族可以服用酵素飲品。總之，服用營養品前，最好先向專業人員諮詢，了解自己的身體情況，比較有保障。

放鬆與休息（Relax and Rest）

放鬆是5R調理計畫中最重要的一環，因為消化作用從心靈開始，身心處在放鬆的狀態下，消化效果才最好。生活充滿焦慮的話，那麼花再多的錢購買再好的有機食物與保健食品，也是無濟於事。處在休息或放鬆的狀態下，血液才會流向綿延不絕的腸道組織，負責收縮的肌肉與負責消化的分泌物才會更有效地運作。因此，除了維持好的飲食習慣，還要妥善運用減壓力技巧，以保持平靜與放鬆的狀態。

嘗試下列步驟讓腸道變得頭好壯壯

避免情緒性飲食

為了打造出健康的腸道，必須先了解心靈、大腦與腸道之間的連結。心靈形成信念、大腦會記住、再交給身體去執行。心情與習慣的根源就在於我們內心深處對世界的體驗。這些潛意識的記憶與情緒連接起來，再共同形成對食物的信念，最後構成我們的飲食模式。

我羅斯心理學家巴夫洛夫（Ivan Pavlov）在狗身上進行過制約實驗。每次他搖響鈴聲時，就拿一些肉給狗吃，於是狗就知道鈴聲是美食的訊號。[12]狗會分泌唾液，不是被肉所吸引，而是想吃肉的念頭。同樣地，我們從小就特別喜歡或討厭的食物，長大後一想到它們，還是會有一樣的反應。光是見到、聽到、聞到或觸碰到那些食物，心裡就會所有反應。因此，消化過程乃起始於心靈，而非嘴巴。

每個人都有回味無窮的記憶：在下雨天與祖母一起烘焙麵包、在節日時與家人們圍坐餐桌享受母親的拿手好菜。當然也會有令人討厭的經驗：被大人強迫吃下花椰菜或胡蘿蔔。大腦會對食物形成既定的聯想與反應，這要歸功於我們的周圍系統。光想到長久以來都很鍾愛的食物，口水就快流出來。

為了打造健康的腸道，要小心避免情緒性飲食。記得，要讓你的內在對話更加正向。否則感到無聊、焦慮或心煩時，就會吃得更多。舉例來說，考試前壓力大時會亂吃零食，考完又會喝到爛醉，這種習慣會嚴重破壞腸道的健康。如今有越來越多大學生被診斷出潰瘍或胃食道逆流，毫不令人意外。

為了反轉這種模式，第一件要做的事情，就是留意自己不自覺的飲食習慣與選擇。記住，大腦第一優先考量的是生存，而不是快樂。為了躲開掠食性動物，我們得快速取得能量，所以大腦自然會優先鎖定甜食。巧克力、糖果和蛋糕有滿滿的糖分，能夠立即供應能量。

但為了保護腸道，我們應該和食物建立健康的關係。所以我們要多開發大腦有意識的那一部分。人為了吃而活，就會受到潛意識的牽引。所以我們要多告訴自己，是為了好好活著才吃。改變信念，就能改變行為。久而久之，無聊時我們就不會無意識地伸手去拿巧克力蛋糕，而是提醒自己要多吃新鮮水果。

下定決心，就比較能夠堅持下去，並且達成預期的成果。創造有意識的生活態度，致力於追求健康的生活型態，便能夠推翻無意識的習慣。我們不再無意識地走向冰箱，也不會老是跟自己說負面的話，不再把焦點放在自己不滿足或後悔的事情。我們要關掉戰或逃的反應，也會減少情緒性進食的機會。抑制了吃巧克力蛋糕的衝動（皮質醇造成的），就能避免產生「悔恨」這種強烈的情緒。那會釋放出更多的皮質醇進到身體裡，讓生活陷入惡性循環。

選擇食物前先三思而後行

桌上每一項食物都代表你的選擇，不論你是否有意識到。我們大多數時候都是盲目地選擇食物，屈服於感官的渴望。想到什麼事情，就會想吃某些東西，這都是無意識的習慣。為了養成健康、自主的飲食習慣，就要多留意自己正在吃什麼，進食的時候也盡量不要分心。舉例來說，吃重口味的洋芋片時，問問自己，你選擇它是因為它能填飽肚子，或因為感到焦慮或無聊，才無意識地一口接一口吃完它。想清楚自己要吃什麼之後，就發揮全部的感官去感受它。試著遵循以下四個步驟：

一、觀察自己的身體狀態。胃部是否傳來轆轆聲？感到身體能量不夠嗎？是否有飢餓感，或者是其他什麼因素讓自己想吃東西。

二、把注意力放在當下。關掉電視、手機轉靜音。在餐桌前坐好，專注於當下所做的事，多關心身旁的人。

三、全心享受食物。感受它的香氣，在嘴巴裡好好品嘗它的風味。

四、進食時心情保持平靜。品嘗食物時，觀察此時的內在對話。你是否有罪惡感嗎？是否想起未能實現的減肥計畫？對自己寬容一點，好好吃頓飯。

緩慢且規律地咀嚼，才能好好享受食物的美味。保持平靜與放鬆的心情，副交感神經才會發揮作用，讓身心處於休息狀態，消化系統才會正常。有意識地深呼吸，運用前面提到的BMW技巧來重新設定你的自律神經系統。研究顯示，正念飲食法好處很多，除了食量變少，對食物的想法也會改觀，吃起來就更加美味了。

有些手機APP有助於練習正念飲食法。例如Am I Hungry？以及Mindful Eating Tracker都有助於你做出適當的飲食選擇。透過這些APP，你可以評估自己的飢餓與口渴程度，並以正念的態度來進食。

增加運動頻率與強度

有氧運動會消耗熱量，不僅如此，它還有兩項益處。第一，運動時，富含氧氣的血液會送至血管，以滋養消化系統的輔助器官，例如肝臟、胰臟與腎臟。運動完休息時，心跳恢復正常，血液就會被導回到腸內襯中綿延無盡的血管。此外，運動也有助於腸道蠕動與排氣。第二，運動會降低血液裡的壓力荷爾蒙濃度。皮質醇減少後，體內的化學物質比例就會恢復平衡。副交感神經系統一開啟，消化系統就能吸收更多養分，身體會更健康，甚至能自我修復，排便也會更順暢。這一點後面有更多的討論。

腸道健康的益處

單單在美國至少有七千萬人有腸胃問題以及相關的慢性疾病。研究顯示，他們時不時就會感受到劇烈的疼痛，因為他們的大腦更容易接收到來自消化道的疼痛訊號。而壓力會使本有的疼痛感更加嚴重。腸道所感受到的壓力與疼痛會透過腸神經系統傳送至大腦，導致心裡出現焦慮與憂鬱的情緒。[13]因此，消化系統比其他系統更重要，它不只會影響全身上下的健康狀況，還會左右人的情緒以及心理狀態。

生理訊息在轉瞬間就能透過神經路徑從腸道傳送至大腦，而透過一般內分泌網路所傳遞的訊息比較慢。[14]傳遞訊號的系統非常敏銳，能夠偵測到腸道內的毒素，並立即將訊息傳遞至大腦，進而啟動身體的防禦裝置。這個傳遞系統的運作也會影響到心情，基本上，它正是吃東西時心情會變好的原因。

此外，來自腸道微生物菌叢的細菌，會刺激腸道的內分泌細胞製造出血清素，並出現在結腸中。它有助於控制結腸的蠕動與消化，血小板也會帶走它，讓它在全身上下循環，除了大腦。血清素很神奇，不但能催生正向情緒，降低焦慮與憂鬱的程度，還能讓我們睡得好，讓大腦運作更順暢。

結論

「把食物當成藥物。」希臘醫聖希波克拉底如是說。營養當然很重要，但除非擁有健康的心靈，否則腸道不可能變健康。從出生當下一直到死去的那一刻，大腦二十四小時、全年無休地在傳送訊息給腸道。不論我們是清醒、睡著或處在無意識狀態，身體都在傳送與接收各項訊息。這個龐雜的訊號網路除了會影響人的心情，也會左右我們的食欲以及生活的選擇。所以我們一定要記住，心靈有能力調節腸道功能，讓它發揮最大的效用。一直活在恐懼感當中，或是內心有各種負面感受，壓力荷爾蒙就會釋出，流至腸道的血液就會變少，腸道的分泌作用也會關閉。這樣一來，身體才能節省能量，並暫時中斷消化過程，直到恢復安全感。因此，為了讓消化功能正常，我們得學會放鬆，讓身心休息。

消化始於心靈。有機食品、維生素以及益生菌都對腸道健康有益。不過，唯有處於正向的心理狀態，身體才能吸收那些養分。心靈與腸道都要常保健康，身體就會更健壯，情緒會更平穩，心裡也會充滿幸福的感覺。

第5章 要活就要動

運動是良藥，可以改善身體的毛病，心情會變好，想法也會更正向。

——美國物理治療師維爾崔（Carol Welch）

自我評估

活動筋骨有助於減低壓力，身體會釋出某些化學物質以放鬆和滋養大腦。運動可促進各個器官與組織的血液流動，讓它們在面對壓力時更有韌性。大多數人都知道運動對身體有益，但平常生活壓力太大，工作太忙，心情也很煩躁，所以無法在生活中安排運動時間。我們總以為一些小毛病無關緊要，但活動量太少、體重過重，都會造成慢性壓力。想想看自己有沒有這些狀況：

❖ 總是找藉口不去運動。
❖ 停車時一定要找最靠近目標的停車場，避免走太遠的路。
❖ 習慣淺呼吸。
❖ 老是感到疲倦與情緒低落。
❖ 睡眠習慣不好。
❖ 休息時心跳還是太高，每分鐘超過一百下。
❖ 運動時容易受傷。
❖ 就算只是伸展筋骨活動一下，也會覺得肌肉痠痛。
❖ 關節僵硬。
❖ 沒辦法提重物。

要活就要動。歷經數萬年的演化，人類能夠適應環境的變化，就是因為有在進行身體活動。至少，我們能夠生存下來，就是因為能用各種動作來獲取食物，並且避免自己變成食物。

孕婦感受到孩子的第一次胎動時，總是難掩興奮之情。從子宮傳來的顫動，代表她那尚未出世的孩子活得好好的。胎動一停止，她便知道事情不對勁了。器官在發育時，身體也在摸索各種動作模式，學著把它們組合在一起，最後成為單一個活動體。

在久遠以前，人們從日出活動到日落：狩獵採集；砍伐樹木以建造居所；挖掘礦物來製作工具、與人交易；耕種土地以栽種作物。如今，科技日新月異，自動化工廠取代了勞動，許多人都會安排時間去健身房做運動，否則白天花太多時間坐著看電腦螢幕，身體一定會變差。畢竟，久坐的傷害跟吸菸沒兩樣，還會令人焦躁，覺得壓力山大。

這是一種惡性循環。久坐對身體不好，其伴隨而來的壓力更令人崩潰。壓力荷爾蒙的功用是為了驅使身體去活動，正如動物遇到威脅時要準備戰鬥或逃跑。上班久坐時，雖然壓力很大，身體卻無法活動，所以很容易發炎。在心臟病、乳癌以及阿茲海默症的致病因子當中，有一項就是久坐不動。因此，日常中有運動習慣的人比較有韌性，不管是生病或是情緒不佳，都能自我調適。

運動有這麼多好處，所以有些人總是會安排時間上健身房，但有些人卻還是紋風不動。差別在於心態。要養成運動習慣，使其變成第二天性，就必須運用潛意識的力量。運動能有效對抗壓力、創造身心的韌性。重新設定心靈，讓自己變成好動寶寶，就能活得更健康。

運動相關的基本知識

肌動學是運動科學的重要學門，目的是研究身體的活動原理，它結合了生物力學、解剖學、生理學、心理學與神經科學。認識身體的結構，就能改善身體各項功能的表現。對專業的運動員來說，有效地控制身體各部位，就更有機會贏得比賽，並減低慢性的風險。而對大多數人而言，有規律的運動習慣，身體會變得更強壯、更有韌性，也就更容易適應環境的變化，受傷與生病的機會也會變低。

肌肉骨骼系統包含肌肉、骨骼、肌腱、韌帶以及將其連結在一起的所有結締組織與關節。其主要功能在於穩定身體結構、保護重要器官，讓我們能夠做出各種動作。

身體活動看似簡單，彷彿只用到機械性的步驟，不過，它有賴於身體內部多項系統協力合作。操控肌肉骨骼系統的三個主要單位為神經、循環以及呼吸系統。在它們的共同運作下，大腦與神經就能密切合作，進而指揮身體去活動。於此同時，它們還會調節血液供應量以及含氧量，尤其是個體在運動時。

各組肌肉進行有規律、重複性且有目的的活動，就是運動。在鍛鍊身體的過程中，心臟的調適能力也會變強，往後面對壓力或威脅感時，心跳就會加快，催促我們逃離現場。運動還能使手臂與腿部的功能更強，面對危險時，我們就能推開或踢開重物。肌腱與韌帶也會更有彈性，遇到不平整的地面時，身體很快就能恢復平衡，以避免跌倒。因此，運動可分為有氧（增強心肺功能）、無氧（鍛鍊力量）以及柔韌性（伸展）三個領域。

有氧運動能訓練我們的心肌以及呼吸道與血管中的平滑肌。例如跑步與間歇式訓練這類高強度的鍛練方式，就能將氧氣推送至大腦以及身體裡的所有血管中。

無氧運動則是訓練骨骼肌、肌腱與韌帶。骨骼肌全身上下超過六百條，身體活動全靠它們，但數量會隨著年齡而減少，並由脂肪取而代之。無氧運動又稱為阻力運動或重量訓練，它會把血液送到骨骼肌，以增加肌肉量，最後連骨量也會提升。

柔韌性運動訓練的部位有骨骼肌、肌腱、韌帶以及骨骼。例如瑜伽、太極與氣功等伸展運動，不僅能放鬆肌肉，肌筋膜與韌帶，還會將血液推送至這些部位以改善平衡感、耐力與柔韌性。

許多研究報告也都證實，有氧運動能夠促進大腦內的血液流動。它還可以增加神經傳導元素的效能，以提升大腦的認知功能。因此，運動不僅對身體有益，還能維持大腦妥善運作，這對銀髮族尤為重要。為了讓讀者了解有氧運動的益處，所以先介紹肌肉如何運作。

自主性與非自主性身體活動

身體內部所有的活動都受大腦控制，它會透過自律神經系統或者運動系統發號指令。自律神經系統所主導的身體活動包含呼吸、心臟功能、血液循環以及其他非自主性活動。大腦皮層有一處為運動區塊，它會對骨骼肌發送訊號，引發自主性的身體活動，例如走路以及說話。

大腦的運動系統絕大多數在額葉內。它起始於前運動區，負責規劃與協調複雜的身體活動，其終端為主要運動皮質區，大腦的最終指令由此向下傳送至脊髓，以引發特定肌肉的收縮與活動。身體各部位的神經路徑都是雙向的，運動系統也是。肌肉中的受器以及周圍神經系統的其他部位，會將感覺訊號傳送給大腦。而運動訊號由運動皮層傳送至肌肉，是透過兩種管道：經由腦皮質脊髓路徑直接傳送至運動神經元以指揮肌肉纖維；透過小腦、基底核以及腦幹的許多細胞間接地傳送至運動神經元（圖5.1）。

在第二種管道中，視丘是訊息交換站。這一大片灰質位在腦幹底部，負責接收感官與運動訊號，並將其傳送至大腦皮層，後者再將這些訊號分派給大腦的專責區塊去處理。舉例來說，小腦負責協調身體活動，它會比較你想做的動作與正在做的動作，如果落差太大，它就會試圖去修正。小腦也負責取得運動技能，例如騎腳踏車。基底核負責控制複雜的身體活動，包含平衡能力。

肌肉依據來自大腦的指令而活動。大腦連結至肌肉的唯一路徑是透過脊髓中的神經細胞，也就是運動神經元。每一個運動神經元只連結到一條肌肉（例如在大腿前側的股四頭肌）。當某個運動神經元作動時，就會沿著它那又長又細的軸突將神經衝動傳送至

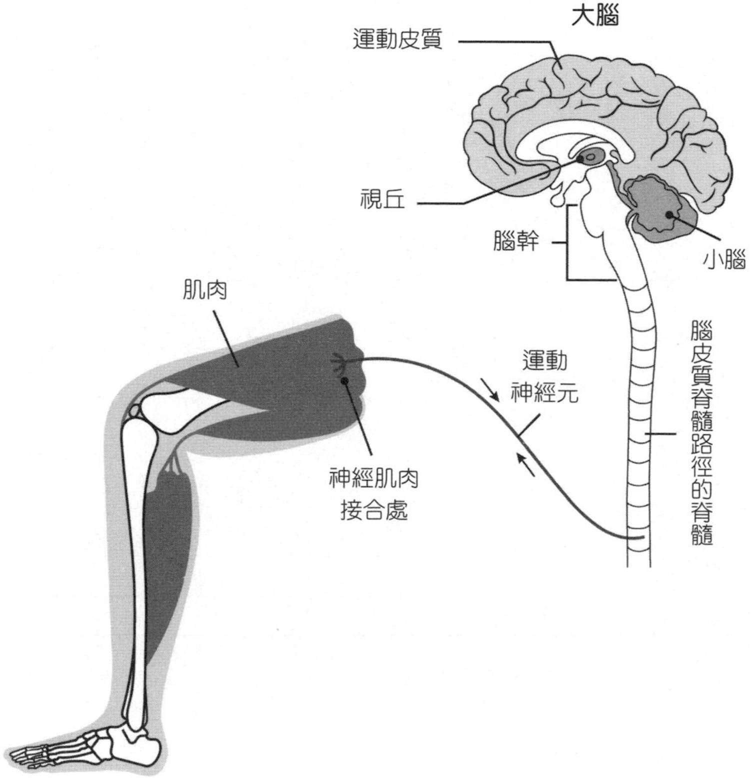

圖 5.1 肌肉骨骼系統

肌肉。在神經肌肉接合處（運動神經元與運動細胞傳遞訊息之處），此神經衝動會引發神經傳導物質的釋放，進而將兩個細胞之間的空隙架接起來，並且繼續傳遞訊息。然後，肌肉細胞上的受器會使肌束漸漸地交疊重合，整塊肌肉因而變短、變粗。這就是肌肉收縮的原裡。當神經衝動停止時，肌束便回復至它們的原始位置，不再收縮。

肌肉細胞相當特別，跟其他細胞與眾不同，因為它帶有許多細胞核。運動時，肌肉纖維會成長，而細胞核會增加。日後不論肌肉細胞有沒有被使用，細胞核都不會消失。事實上，肌肉細胞有驚人的記憶能力。即便你往後不再運動，它仍然會記住鍛鍊時的肌肉形狀與大小。因此，在成長過程中喜歡運動的孩子，成年後不管中斷多久，只要一開始鍛鍊，成果都會比別人好。肌肉細胞記住了以前的活動狀態，所以能快速地組織起來，以回復到先前的強健狀態。肌肉細胞也會記住複合式的動作，它們需要許多肌肉一起協同運作，例如騎腳踏車或演奏樂器，就算你多年沒有接觸，還是很快就能上手。

肌肉也會與大腦進行訊息交換。事實上，大腦的健康全靠眾多肌肉傳遞給它的訊號，多發性硬化症與運動神經元疾病的患者，整體健康狀況會快速退化，因為他們的肌肉不斷在萎縮。[1]同樣地，臥床多年的患者與太空人也會有類似的風險，他們的肌肉沒有承受到重量。不僅肌肉流失，體內的化學成分也會失衡，進而破壞他們的平衡能力。只要進行負重運動，身體就會傳遞訊號給大腦的神經細胞，以促進成長與修復的過程。

學界已有定論，只要身體缺乏活動（尤其是有氧運動），大腦粒線體的含氧量就會降低，人就沒有活力，新陳代謝也會減慢。

大腦與肌肉骨骼系統能雙向訊息傳遞，這足以顯示大腦優異的應對能力。大腦具有可塑性，也有成長空間，是可以「再發育」的。這種成長可以透過生理性刺激如運動來完成，但也會受到心理問題或情緒所影響。舉例來說，感到悲傷、憂鬱或不快樂時，我們的活動量會減低，身體會長時間維持在某種姿勢。

就生物結構來講，身體活動是我們內建的的系統功能，這樣才能提高警覺與注意力。身體會對大腦送出訊號，要留意周遭的事物，必要時要付出行動。我們得檢視即將做出的決定、當下面臨的機會以及得去避免的威脅。既然心靈（想法）影響著大腦（包括自律神經系統、運動系統以及周圍系統）的各種功能，所以我們也應了解它為何會導致身體缺乏活動。同樣地，我們也想知道身體如何傳遞訊息給大腦，使後者運作時發揮最大效力。

哈佛醫學院的醫師瑞提（John Ratey）在他的著作《運動改造大腦》中指出：「身體活動的難度越高，突觸就會連結更多神經細胞。所以運動可以促進腦部活動，後者又可以改變我們的心理狀態……前額葉皮質會吸收伴隨身體技能而來的心理效應，並將它運用在其他處境中。」[2]換言之，運動不僅能將氧氣輸送至大腦，以創造出新的神經元，亦會刺激這些神經元產生新的連結。這些新的腦細胞一開始工作，就會創造出截然不同的感受與回應模式。

身體活動可以增強身心的抗壓力

從大腦發出的訊號會在肌肉細胞中引起電流變化，進而使肌肉作動。神經系統對骨骼肌發出收縮訊號，身體就會開始活動。這些訊號與身體活動不完全是自主性的。比如說，走到冰箱前拿東西是自己有意識的決定，但移動手腳時，你不需要操控於每一條相關的肌肉。此外，心肌和呼吸系統的平滑肌都是非自主性的，它們的律動是受到神經系統的荷爾蒙與刺激所影響，所以我們感到害怕時心跳速率會加快。

壓力會驅使身體內所有的系統加強聯繫，這樣才能有效地一同運作來度過難關。同樣地，運動可以有效增加耐受力、持久力與爆發力，因為身體各個系統會密切地自行整合，不管是心理或生理層面，都會變得更強壯。身體機能整合後好處多多，因此，有運動習慣的人更能面對環境的挑戰，不要久坐不動。

如今外在環境變動得越來越快，身心的適應力提升，才能有效對抗壓力。將身體各個系統整合後，我們的生存優勢會提升。能夠快速且有效地回應壓力，身心具有強大的韌性，才能活得又久又健康。抗壓性高、陷入困境能快速復原，這些都是運動帶來的好處！

運動可以避免肌肉流失

人體大約有百分之四十由骨骼肌所組成（另外百分之五至百分之十為平滑肌與心肌）。大腦會與肌肉細胞傳遞訊息。肌肉細胞跟身體其他細胞一樣，對內會彼此溝通，也會對外聯繫。透過細胞訊號傳遞理論，科學家想描繪這些訊息所組成的複雜網路。化學複合物、電流衝動或機械性刺激物都是傳訊分子，它們會尋找目標（受器）以接收初始訊號，並在細胞之間傳遞訊息。當細胞接收到訊息之後便會做出回應，比如執行指令或是發出新訊息。

身體活動開啟了細胞訊號的傳遞過程。舉例來說，運動時，骨骼肌變形或受到拉扯，鈣離子便會流入肌肉細胞內。這個流動是一種機械性訊號，肌肉會因此啟動大量的細胞訊號傳遞路徑，包含負責肌肉成長的荷爾蒙。荷爾蒙是化學訊號，會隨著血液流動至大腦以及其他組織，等於是在告訴它們：「骨骼肌的肌細胞需要成長，身體也要多生產肌細胞，才能汰舊換新。」

上述的雙向訊息傳遞途徑既精密又常複雜。而大腦透過神經系統傳送出的回應訊號只有兩種：成長與衰退。在經常活動的肌肉中，負責傳遞訊息的蛋白質會向大腦以及身體其他組織發出訊號，要求供應營養素以修復輕微撕裂的肌肉，使其成長茁壯。如果該肌肉並未出現任何活動，就像你傷到了小腿肌肉，有陣子不能跑步，那它就不會製造出負責傳遞訊息的蛋白質，而大腦便會將「沒有訊號」解讀為「衰退」或健康出問題的跡象。講究效率的大腦會認定，沒必要供應血液與營養素給這些部位，而該肌肉便開始萎縮。這就是現行的細胞訊號傳遞理論。

我們總是說：「用不到的就要斷捨離。」這條原則非常貼切，大腦就是這樣分配營養素以及血液供應。大腦從肌肉處接收到訊號後，會判定那些部位狀況是否良好、是否有在活動。因此，運動員在受傷後，一定會想辦法盡快恢復活動力，即便只是被動的身體活動也好，例如找如物理治療師替你活動四肢。外科醫師替病人更換膝關節後，也會要求他手術後設法活動。同樣道理，久坐不動的話，大腦就會認定某些部位的肌肉少用，於是把營養素與能量留給身體其他部位，或是儲存起來以供未來使用。所以，久坐不動會增加肌少症或肌肉流失的風險。隨著年齡增長，我們骨頭容易軟化，而肌少症會提高跌倒或骨折的風險，老化速度也會更快。

年紀大了以後，肌肉纖維收縮頻率降低，大腦會認定那些是少用的部位，便會有效率地去分派能量和資源，同時傳送出「衰退」訊號。這情況常見於並未保持身體活動的年長者身上。如果我們希望在年老時活得好，就必須在能力範圍內找出最多時間，盡力去保持身體活動，如此肌肉才會從大腦獲得「成長」訊號，相關的神經與血管才能得到良好的養分而維持肌肉量。記住，大腦會傳送兩種基本訊號給肌肉：「成長」或「衰退」。想要持續接收到大腦的成長訊號，就想辦法多多活動吧！

創傷的負能量會存在肌肉中

肌肉記憶的效應很神奇。細胞能記住複雜、需要各部位協調的活動，但如果不小心受傷了，肌肉也會記住那次疼痛的感覺，以免下次以再受到同樣的傷害。受傷的肌肉通常會發炎、令人感到疼痛，也會變得緊繃、難以活動。即使肌肉並未發炎，但一直處於緊繃狀態，可動範圍就會縮小。因為肌肉會記住這個範圍，所以身體會變僵硬，造成健康惡化。因此，長時間久坐，不論是坐在電腦前工作或是滑手機，都會導致肌肉緊繃。同樣的道理，情緒的記憶也有同樣的效應。

身體處理壓力的能力有極限，當某個事件嚴重到令人難以面對，它就會變成創傷。舉例來說，車禍意外會使神經系統超載，身心會進入戰或逃的模式。身體會將創傷的負能量儲存在肌肉、器官以及在周圍的肌筋膜之中。例如車禍造成頸部傷害，那麼就會有大量的負能量儲存在頸部、脊椎與背部的肌肉和肌筋膜中。如果車禍導致手臂受傷，負能量就會被儲存在頸部、肩膀與二頭肌的肌肉和肌筋膜之中。這是身體的保護機制，除非我們能釋放掉這些能量，否則就會有慢性疼痛與長年疲勞的問題。

疼痛持續太久，超過正常的復原時間，會變成慢性疼痛。疼痛訊號會反覆傳送給大腦，而這個路徑也負責傳送危險訊號。自律神經系統因而認定疼痛是為危險狀況，並且釋放出皮質醇與腎上腺素以啟動戰或逃的反應。這些路徑傳送太多訊號的話，即使傷害已經痊癒，它還是會自動地做出反應。

壓力會導致疾病，反之亦然。身體疼痛、懊悔、孤立感以及慢性疾病的效應，都會造成壓力。

壓力對身體活動的破壞力

皮質醇會壓抑肌肉的生長

過去許多研究顯示，身體活動能緩解壓力、驅走焦慮與憂鬱的心情。近期也有專家開始檢視壓力對身體活動的影響有多大。長期承受慢性壓力，就很容易有菸癮、酗酒、藥物濫用以及飲食過量的問題。除此之外，慢性壓力也可能會阻礙我們的活動能力，使我們無法從事養生的活動。[3]

研究者發現，處於慢性壓力下，人就會減少活動的意願，因為心思很難放在上面。大腦似乎認定，既然身體處在危機中，那去做運動根本就是「浪費時間」。然而，面對壓力時，能保持多高的活動力，取決於他原本的生活習慣。有些人平常就有運動的習慣，所以就算工作壓力突然變大，也不會忘記去健身房。沒有運動習慣的人，就很容易把壓力當作不出門活動的藉口。

皮質醇長期不斷分泌的話，會減弱蛋白質的合成作用，那麼肌肉就很難長出來。身體缺少活動，肌肉會流失，再加上皮質醇的過度分泌，健康問題就堪慮。皮質醇會分解與代謝肌肉組織，研究顯示，壓力荷爾蒙太多，肌肉組織的修復力也會減低。高濃度的皮質醇也會導致中央型脂肪肥胖，也就是內臟脂肪過高，身上有個鮪魚肚。我在執業過程中，也見到無數患者壓力荷爾蒙分泌太多，所以體脂肪也很高。研究亦顯示，內臟脂肪會導致各類型的慢性疾病，例如第二型糖尿病與心臟病。

生活壓力太大就很難增肌降脂，皮質醇不斷分泌，活動力就會降低，肌肉復原能力也會變差，最後整個身體結構都變弱。許多病症都與身體活動不足有關。

肌肉緊繃與關節僵硬

長時間維持相同的坐姿，關節的活動度也會變差，這個道理很容易理解。關節是樞紐，主要功能是增進身體的靈敏度與承重度。多多運動的話，連接骨頭與骨頭的關節可以保持潤滑度，而久坐不動會導致關節僵化，並且導致身體發炎。肌肉要多使用才能常保功能正常。因此，沒事多伸展與刺激我們的肌筋膜、韌帶與肌腱。更重要的是，這些組織必須共同運作，肌肉與骨骼的運作才會更協調。久坐不動的日子太久，這些如機械一般的活動部位就會僵化與發炎。

許多上班族都發現，每天下班時，頸部、肩膀與背部都會很疼痛。連續幾個小時坐在辦公桌前打電腦，絕對不是最適合於人體結構的活動。為了避免重複性勞損（如打字太久），應該適時讓脊椎活動、彎曲一下，所以不時變換姿勢是有幫助的。肌肉緊繃也與焦慮與壓力有關，後者會導致肌肉長時間維持在收縮狀態。因此，你必須在一天的工作時間中安插幾個休息時段，站起來活動活動，試著消除壓力。試著改變工作姿勢也不錯，例如使用站立式的辦公桌，或者是做一些勞動事務。

精神運動性遲滯

承受慢性壓力，情緒也會低落。在日常生活中感到傷心、悲痛與憂鬱時，相關的訊號也會傳給運動皮質，以減緩身體的活動與反應。所以心情不好時，我們就會面無表情、不想講話，動作也會變遲鈍。[4]憂鬱症患者特別有這種精神運動性遲滯，甚至演變成緊張型精神分裂。他們整天只想蜷曲躺在床上，身體無法進行任何活動。這是因為皮質醇會干擾大腦內部的多巴胺傳遞機制，讓中樞神經系統「提前下班」。身體要多多運動，才能觸發大腦正常運作，這樣身心才能恢復正常的功能。身體有活動，才能刺激周圍系統與運動路徑系統。除此之外，帶氧血液也會進入這些高度連結的系統中，活化被暫時關掉的內部網路。

運動傷害

有些人會突然熱衷於健身或跑步，結果造成運動傷害，進而給自己帶來更大的壓力。所以投入運動時，只能慢慢增加強度。如果你身上有舊傷，就要先想辦法修復。舉例來說，我有位患者想要為了去當伴娘而努力減重，但我怕她減肥減出問題。為了健康著想，我建議她從運動開始，於是她去報名參加有氧舞蹈課程。不過第二堂課她就傷到腳踝，必須繫上踝關節固定護具。她深深相信，既然腳踝扭傷，她就不應該再走路或做運動，以免傷口惡化。我建議她可以改去健身房做一些伸展器材，不需要整天躺在家裡不動。

運動傷害與舊傷會破壞肌肉與骨骼組織。你可以跟物理治療師討論，找出哪些身體活動比較安全，不會傷到已經有問題的部位。如果你做重訓或跑步時若受傷，那麼瑜伽、皮拉提斯與游泳都是不錯的替代活動。發揮創意，找出克服障礙的方式，而不是尋找藉口在家耍廢。

胰島素阻抗以及體重增加

沒有規律的運動習慣，一堆健康問題都會接踵而來，包括胰島素阻抗、體重增加以及肥胖。身為內科醫師，我體認到飲食與運動是減重最關鍵的要素，而降低壓力荷爾蒙分泌也很重要。壓力不論是顯著或隱形的，只要持續太久，皮質醇濃度便會提升，並誘發胰島素阻抗，腹部脂肪與體重就會增加。因為胰島素過量，會導致血糖不平衡，進而轉換成脂肪堆積。近來，我們也發現，挨餓或吃太飽所產生的荷爾蒙，如瘦體素、飢餓素以及脂聯素，也跟肥胖有關。皮質醇會影響到這些荷爾蒙的運作方式，比方說壓力大的人會想要攝取更多糖分和興奮劑。

久坐不動的人也喜歡攝取高糖分的飲品、酒品、精緻澱粉及甜食，這些食物都會讓人肥胖。活動量不足，血糖就很容易飆高，就算是體重標準的人，只要久坐不動，糖尿病與高膽固醇的風險也會增高。在德國，研究人員發現，久坐的人結腸癌、子宮內膜癌以及肺癌的比例也很高。[5]有些人可說是「瘦胖子」，雖然體重並未超標，但是肌肉量很少，脂肪比例卻超高。這些人一樣需要多運動！

聚積於身體中段的內臟脂肪會製造出更多的發炎物質。發炎的部位會製造出攻擊細胞的化學物質，導致DNA損傷。[6]最糟糕的是，過多脂肪的組織會產生有毒的荷爾蒙，導致更嚴重的炎症與細胞增殖。這是一種惡性循環。

肌少症

骨骼肌會隨著年齡增長而自然減少，不運動的話，這個流失過程會加快。我們通常在四十歲時開始流失肌肉量，到了七十歲時大概流失掉半數的肌肉量。屆時，脂肪會取代我們原本的肌肉組織，所以肌肉看起來像油花分布均勻的牛排！這就是所謂的肌少症，它會導致人平衡感不好、容易跌倒。此外，它還是骨質缺乏的前兆，之後就演變成骨質疏鬆症。骨質缺乏與胰島素阻抗也有有關係，它會侷限我們的自主能力。所以，我們要妥善安排運動計畫，多留意餐飲的營養成分，就可以減緩肌肉流失的速度，並且加速它生成！

慢性肌肉疼痛

遭遇車禍意外或肢體暴力時，身體會啟動戰或逃的反應，進入警戒狀態，大腦也會忙著整理資訊，把跟那個創傷有關的訊息都收集起來，這樣我們才不會忘記它。杏仁核以及相關的周圍系統會創造出神經路徑，讓人變得「過度警覺」，於是我們對於相關的人事物都變得極度敏感。創傷事件已經是陳年往事，但人會保持過度警覺，也會記得那些疼痛的感覺，過了多年都忘不了。

跟創傷有關的短期記憶會傳送到海馬迴。我們在那裡儲存記憶並且貼上情緒標籤。

這段記憶會特別鮮明，相關的氣味、聲音、味道、觸感以及畫面也都會一併被儲存起來。如果我們一開始沒有好好處理某個身體或心理的創傷，就會發展出創傷後壓力症候群以及慢性疼痛。變得過度警覺後，就會不斷注意外界帶給身體的每一種感受。此外，在潛意識當中，與創傷有關的感官記憶都會勾起內心的傷痛，因此身體會再次體驗到那個痛楚，甚至會放大。若身體不停重複地播放那個痛楚，久而久之就變成慢性疼痛。相同作用亦發生在失去肢體的患者身上，也就是所謂的「幻肢痛」。神經科學家解釋道，大腦提取那個肢體的肌肉記憶並且擾亂自律神經系統，才會產生那種如假似真的疼痛感。

我的故事

在車禍意外之後，我經歷了幾次手術並且開始接受物理治療，以修復骨骼、肌肉以及神經的損傷。就算接受了這些治療，我頸部與肩膀的疼痛還是無法消除，而且發作的次數更頻繁，令人精神衰弱，沒辦法好好睡一覺。一些日常的簡單動作，如吹頭髮或是從洗碗機裡拿出碗盤，都會帶來異常的疼痛感。我的疼痛來自兩方面，其一是被骨痂壓迫到的神經痛，以及在車禍中受傷的肌肉，我得服用許多藥物才能控制這些疼痛。從X光片上看來，我的身體並無任何異狀，這情況很常見，因為軟組織受傷與神經痛很難用儀器測出，但當事人的疼痛感卻持久不退。

車禍後幾個月，我變得相當焦慮，因為疼痛感時不時就襲來，我擔心這就是下半輩子都要面對的境遇。不僅如此，處方藥物的副作用逐漸出現，一開始是便秘與胃灼熱，接下來是不時反胃與腹部疼痛，腸道也不舒服。這個情況持續了好幾個月後，我開始變得憂鬱，疼痛與焦慮嚴重影響了我的情緒。情況嚴重的時候，任何方法都無法緩解疼痛。我的右手臂感到沉重，裡面有鋼釘，皮膚滿是針孔。

幾年後，我被診斷出胸廓出口症候群。此外，我的血管與神經被骨痂卡住，必須進行手術。我每天都睡眠不足，身體到處都有疼痛，更沒有力氣去運動。我的肌肉越來越無力，尤其是右手與右手臂，所以生活也很不方便。有時感覺自己狀態還不錯，就會聽從治療師的建議，做一些伸展運動或散散步，結果往往只會讓我呼吸困難，全身疼痛不已。這是一種惡性循環，我得找到破解的方法。

無法與孩子們玩球，也沒辦法親身參與他們的活動，是我人生的重大損失。我下定決心要逐漸增加每日的運動量，於是開始游泳、做瑜伽與伸展運動。我花了數年時間接受物理治療、按摩以及其他療程，以改善身體的活動度並且慢慢鍛鍊肌肉。最大的改變在於，我開始運用正念呼吸法去緩解疼痛感。

如今，我現在彷彿擁有了一副新身體。我每天做運動，身體更加靈活也更強壯了。身體會從心靈接獲指令，如果我們能夠鍵入適當的指令，就能修復肌肉、骨骼以及筋膜的創傷。心靈、大腦和身體要協力共同合作。

身體欠缺活動，不論是導因於壓力或只是懶惰，心情都會變得低落。如果你老是心情不好，也許都是椅子惹的禍！一份澳洲研究指出，比起每天僅坐三小時的人，每天坐辦公室超過六小時的人心理困擾比較嚴重，很容易有神經質、不安、煩躁或疲倦等問題，也會出現絕望感。[7]有些人會把打電動與追劇當作主要的休閒活動，但心情會變差，與人互動的能力也會減弱。沉溺於3C產品的青少年，很容易罹患憂鬱症甚至想要自殺。[8]

久坐不動也會摧毀我們的性衝動。許多人抱怨說，工作太累了，下班很難有性欲，寧願選擇好好睡一覺。其實，有運動習慣的人對自己的身材比較有自信，對親密行為的興趣也比較高。此外，他們的內分泌比較正常，跟性欲有關的荷爾蒙也比較多。一項哈佛大學研究發現，肚子大的男人比較常出現勃起功能障礙，精蟲數量也比較少。[9]誰料想得到運動量竟會影響到下一代的誕生。

諷刺的是，活動太少也會嚴重影響到睡眠品質；深層睡眠有助於恢復健康。有運動習慣的人比較少失眠；睡眠品質良好，整體健康也會更好。

打從心裡相信運動的價值，才是邁向健康的關鍵

有的人熱愛運動、視其為第二天性，有的人卻憎惡運動、把它當作懲罰。為何會如此？我在執業過程中經常思考這個有趣的問題。首先，現代人凡事都交給機器，一個按鍵就完成許多工作，所以是生活模式令人活動減低。此外，每個人對身體活動的看法，也影響了他的健康。有些人從小就喜歡在戶外玩耍，父母親也熱愛運動，長大後就不會太懶惰。因此，天生的體格以及生活習慣，會形塑我們對運動的看法，既然持續到整個人生的歷程。親子一共同參與體能活動，孩子就會更愛運動，也能從獲得成就感。

在我的經驗裡，一個人的活動量高低，其決定因素在於，當事人是否深深相信運動

能改善健康，並為生活帶來各種益處。為了培養運動習慣，一定要打從心裡相信「運動是好事」，並堅定地認為運動能促進健康。這樣一來，人們會更加認真看待運動，也會找時間去投入。在潛意識就喜歡運動的人，自然就會去做健康的事，而打從心裡就厭惡身體活動的人，就會變成「沙發馬鈴薯」了。

有些人身體健康，但一點都不喜歡運動。他們總想得出理由：上健身房太麻煩又浪費時間、運動完全身痠痛……幹麻花錢折磨自己。這些人其實是故步自封，不想改變對運動的看法。不愛運動的人，其實在潛意識裡就厭惡它。因此，你最好相信運動有助於打造好身材與培養健康（沒有人討厭這兩件事），還會讓你增加自信心。只要對運動有正面看法，就能從中得到樂趣，並且紓緩生活的壓力。

賓州州立大學在二〇一〇年進行了一項有趣的研究：研究人員用計步器去測量學生們的活動量。[10] 對運動有正面態度的學生，身體活動的頻率比較高。他們會走樓梯到教室或是走到校園的不同角落。相比起來，對運動有負面態度的學生，計步器的數字就比較低。他們從潛意識就不喜歡身體活動。因此，心態、運動以及健康習慣三個關係非常密切。

其他因素會破壞運動心態，如體重過重，有這種問題的人總是覺得，自己的運動神經不好而且沒有意志力。有些人吃得太多，只跟著YouTube頻道做一點運動，或者報名健身房後，三天打漁兩天曬網，瘦下來又馬上復胖。在心理學上，這些失敗經驗會讓人感到挫折，深信自己永遠也瘦不下來，進而強化負面的運動態度。

如果是你是活動較少的人，可以考慮先誠實地評估自己的心態，以改變對運動的負面看法與習慣。我們要有所體悟，從人體構造來看，身體活動是天性。我們可以藉助手機或穿戴裝置來激發自己去運動。勇於冒險，多多嘗試各種運動。可以先在公園散散步，身體感到協調後，再逐步增加運動難度。如果你喜歡社交活動，可以找朋友或同事一起去參加健行或自行車團體。設法讓運動變得有趣，你的健康與正面心態就會跟著來。

運動十分鐘的功效

針對絕大多數健康的成年人，美國衛生及公共服務部建議，每週至少進行一百五十分鐘的適度有氧運動，或者每週七十五分鐘的激烈有氧運動。[12][13][14]這兩種強度的活動可以交錯安排。運動可分為三種類型，你每天應該至少要選擇兩種。即使只是活動個十分鐘都有好處。舉例來說，如果你沒時間一次運動半小時，那不妨分配到一天之中，每次活動十分鐘。

接下來我們介紹三種類型運動。首先是有氧運動。成年人至少每天要讓心跳每分鐘超過一百二十下，時間持續三十至四十五分鐘。慢跑、騎單車、游泳與滑雪等都是不錯的選擇。體能更好的人，可以嘗試高強度的間歇式有氧運動，大約六十到九十秒就有運動效果。

其次是肌力訓練。身體承受物理性的壓力，就能鍛鍊力量。先從兩公斤重開始，再逐步增加至五公斤、八公斤。每週至少進行兩次重量訓練，研究顯示，這樣做足以維持脊椎與髖關節骨量二至三年。[15]用簡單的方式就可以進行肌力訓練，如伏地挺身、深蹲以及在家裡拿一些重物。

最後是伸展運動。成年人每天都需要做伸展運動以改善血液循環、活動度以及柔軟度。你可以試著在淋浴或睡覺前做伸展運動，也可以到專業的機構報名瑜伽以及皮拉提斯課程。這些伸展運動可以有效整合肌肉、骨骼、筋膜，這樣能預防身體組織僵化，永保青春。

如果你沒有運動習慣，那先從輕度的活動如散步開始，之後再逐步增加鍛鍊的強度。如果你喜歡待在戶外，就找一項安全又舒適的活動。如果你喜歡與朋友共度時光，那跳舞或健行是不錯的選擇。各地的活動中心應該都有提供相關的課程。如果你不喜到公眾場合做運動，那就先在家裡騎健身車也不錯。YouTube上面有許多不錯的運動教學節目，你可以在家中自由地享受運動的時光。

記住，只要跨出一小步，生活型態就會帶來去大的改變。將運動習慣植入大腦，讓它變成日常作息。腦細胞需要運動所帶來的大量氧氣、血液以及成長要素。此外，運動會讓大腦的各個區域產生新的神經元連結，大腦的可塑性也就更高。也就是說，鍛鍊臀大肌對大腦灰質也有益處！運動會增加大腦內的血清素分泌量，讓你感覺良好並，學習力也會提高。此外，運動也是有效的抗憂鬱劑。

嘗試下列步驟讓你愛上運動，讓它成為習慣

肥胖的人越來越多，數十億商機也因此出現。電視廣告上不時都有最新型的健身器材，讓你練出六塊肌、蜜桃臀或是增加體能。健身房的會員不斷成長，私人教練也越來越多。為了瘦身又健美，我們花了許多錢。許多慢性病專家也鼓勵大家去上課。其實，不一定要付出高額的代價才能獲得健康。運用以下原則來改變生活型態，注重飲食健康、保持樂觀心情，就是最有效的健身課程。

設定「聰明」目標

聰明（SMART）目標有五項特點：具體（Specific）、可測量（Measurable）、可達成（Attainable）、與生活相關（Relevant）以及有時間限制（Time-limited）。如果你想減低生活壓力，為自己重新充電，不妨如此設定目標：每週三次在午餐後去散步。

找出自己的運動驅力

為什麼你會想要做運動？你重視的是什麼？也許醫師要求你減肥，好讓你血壓降下來。但如果你一點也不在乎自己的健康，那這個動機就一點效用也沒有。然而，如果你想要多跟孩子互動、享受戶外運動的樂趣，那你自然就會維持身體健康。我則是用健康指標去鼓勵患者，如降低膽固醇或血糖。重要的是，你得找出在潛意識中能驅動你的欲望。與其責怪自己不愛運動，不如思考哪些目標對你很重要，才能憑著熱情去追求。

排出生活的優先順序

對你那忙碌大腦的而言，事情的輕重緩急很重要。我建議患者去執行飲食或運動計畫時，有些人總是說「等到退休之後我就有時間去做」或「年假休完後再開始實行」。事實上，完美的啟動時機永遠不會到來，潛意識早就把健康放在待辦事項的最後一格。相對地，如果患者說「我等一下就開始練習」，那就是把運動排在優先順位，並且會貫徹執行。即刻下定改變的決心，才能建立健康的意識。花點心思，重新檢視日常活動的優先順序，就能培養規律的運動習慣，讓潛意識帶著你走向健康。

培養專注力，總會找到時間運動

每個人都會抱怨沒時間運動，但其實是缺乏專注力。在日常事務的疲勞轟炸下，我們很難專心只做一件事情，當然也包括運動。有人總是說：「我真的很想過健康的生活，但每天下班朋友們都要約我去喝一杯，不去很傷感情。」我們總是有藉口合理化那些壞習慣。因此，要讓自己把注意力放在身體活動上，就要讓大腦不斷思索健康的好處，這樣它才會把你的能量分配給這些事物。早上花個幾分鐘冥想，默念一下今天的優先事務，那一整天下來，你就比較能做出適當的決定與選擇。

生活斷捨離

你得放棄一些東西才能達成目標。比如說，你得要放棄悠閒的度假時光，才能實現去當環保志工的理想。所以，你可以為了降血壓而放棄甜點，或是下班後去健身房而不是酒吧。關鍵在於，換個角度去想，你不是「放棄」它們，其實「選擇」了有益的事情。因此，你沒有為了運動而放棄什麼，而是「選擇」了健康、「享受」運動後的暢快感，以其「實現」圓滿的生活。

做出決定後，五秒內開始行動

每一分每一秒都你在做決定，心靈與自律神經系統不斷在對話，以調整身體的回應方式。想法會引發情緒，進而導致特定的行動。比方說，你決定要減重，潛意識接受這個念頭後，大腦會接管行為，並依據過往的信念與平常的習慣指揮你的身體做反應。這個過程很短暫，你只有幾秒鐘的時間去重塑它。潛意識會讓你進入自動導航模式，讓你每次做完決定後又重蹈覆轍，你要貫徹五秒法則。

美國勵志作家梅爾·羅賓斯提到，運用神經科學的原理，做完決定後要倒數五秒鐘，才不會說過就忘了。[16]食物碎屑掉落到地上時，我們都會開玩笑說，細菌不太可能在五秒鐘之內就長出來，因此還可以撿起來吃。羅賓斯的五秒法則其實跟大腦的運作方式有關，特別是針對培養新習慣或改變行為模式。這項法則相當簡單，當你有某個直覺或欲望時，要立刻行動，以免大腦隨即消滅它們。如果你有所猶豫，超過五秒鐘之後，就很難培養健康的習慣，因為身心會馬上屈服，回到熟悉且輕鬆的環境中。所以你下決定後就開始倒數，五秒鐘內要馬上行動！這樣你就能專注在當前的目標上。只要時間一拖，一切就又會如常了。

以上五個認知功能都發生在大腦的前額葉皮質，可說是「內在控制中心」。多多培養這些能力，才能跨出舒適圈，驅策自己遠離熟悉、無意識的行為。因此，當心裡有個念頭「我現在就要去公園散步」，那你就可以開始倒數五秒鐘，趕快穿鞋出門，以打破身體的慣性，否則你會無意識地繼續坐在沙發上。這種方式能推動你跨出舒適圈，不再逃避那些厭惡或害怕的事情。

透過五秒倒數法，你就能找到動力，並打破慣性去嘗試新的行為。身體跟頭腦一樣都有「偏見」，唯有大腦命令它去行動，才會有所改變。因此，控制身體的反射動作、反覆練習新做法，才能消滅惡習、建立健康習慣。

案例研究：茱蒂

茱蒂執行嚴格的蔬食原則，也長年維持理想的體重，她對此感到很自豪。她在一間大型電信公司擔任主管，工作相當忙碌。不過，她的血壓與膽固醇指數都偏高，她必須改變生活型態，才能降低罹患心臟病的風險。她得知這個報告後，感到相當驚訝。其實她一整天都坐著，要讓身體變健康，解決之道顯然就是運動。

茱蒂久坐不動的生活型態維持了二十幾年。她知道我的擔憂，所以也不排斥去做運動，只是她動機不夠強烈。直到她理解，再不運動，以後就很難維持身體的獨立性與自主性。我告訴她，運動可以紓緩壓力、降低心臟病風險、改善大腦、加強免疫力，骨骼也會更加強壯。她總算將運動列入日常作息中。她會害怕如果自己中風或心臟病發作，下半生就必須依賴他人照顧。

我和她一起制定新生活計畫，以改善她的健康問題。首先在每天醒來時，練習十分鐘呼吸冥想法，以做好心理建設。接著，每天早晨花兩分鐘伸展身體，午後休息時，再進行五分鐘的呼吸冥想法，以降低壓力並且重新設定自律神經系統。此外，每天利用午休時間步走五千步。這個計畫為期九十天，之後再來評估成效。

茱蒂終於理解到，光飲食不足以控制血壓與膽固醇指數。所以她努力運動，希望老了還保有一定程度的獨立自主性。我們討論完後，她遵守五秒鐘原則，立刻就開始執行計畫。

茱蒂寫下幾個健康目標。她要求自己每天都做運動。在每日待辦事項的中，運動比查閱公司的電子郵件還重要。在工作上，她責任心強，公司的所有事務她都參與。現在她必須減輕壓力，保留更多時間給自己。這項決定對茱蒂來說並不簡單，但卻是她重獲自由的第一步。

茱蒂了解到久坐帶來的健康風險後，便決定要花更多時間運動。她在手機上設定計時器，提醒自己每隔兩小時就要站起來伸展筋骨。運動變成例行公事後，會慢慢成為無意識的習慣。她來看診一年後，運動已經是她生活的核心。她的血壓與膽固醇指數都降低了，也鍛鍊出更多的肌肉，罹患心臟病與骨質疏鬆症的風險也大為降低。

與你喜愛的人一起運動

為了讓運動變成習慣，那就先試著找到你喜愛的活動，並且邀請朋友一起參與。任何一種運動都對健康有益，而與好友們共度時光能讓心情變好。早點起床，約鄰居一起去公園打太極拳。找同事在午休時間練習瑜伽或伸展。跟同事討論事情時，不妨站起來交談。晚餐後，可以找家人一起去散步。

與他人一同運動還有額外的好處：偷懶的藉口變少了。比如說，一想到大家在籃球場等你一人，你就不得不穿上球鞋出門。如果你很享受私人時光，需要稍微遠離人群，那花三十分鐘整理花園或者是獨自去游泳，也是不錯的選擇。

許多人認為，戶外踏青比去健身房更暢快，相關研究也證實這一點。在充滿芬多精的樹林裡漫步或騎單車，能降低血壓、心跳速率以及壓力荷爾蒙濃度。研究人員建議，每天進行森林浴對健康有很大的幫助。[17]微量的陽光進入眼球後方的視網膜，有助於身體分泌助眠的荷爾蒙。曬曬太陽也可增加身體的維生素D含量。

培養出規律而主動的運動習慣，自然就會找出零碎的時間活動一下。比方說下班回家時提前一站下公車，就能多走點路回家。午休時，走到公司附近的公園活動筋骨，或是下班時約同事一起去騎單車或打球。

重點在於，要將運動變成你生活型態的核心。如果你對運動有莫大的恐懼感，可以尋求專業教練的協助。如果你有好一段時間沒運動了，那先找相關醫師諮詢，看看自己的身體狀況適合哪種活動。

保持正向的心情，為自己的微小進步感到驕傲

人生總是會有意外：走路跌倒、車被偷走、突然生病甚至是懷孕等都會破壞我們的運動習慣。但只要避免久坐不動，問題就不會太嚴重。身體不舒服當然要多休息，但不妨發揮創意，找尋替代活動來維持你的運動習慣，例如扶著椅子做瑜珈、拿保特瓶裝水當啞鈴等。生命就像一場障礙賽，我們就是得找方法度過重重難關，所以身體健康與正

向的心態很重要。

好消息是，訓練肌肉永遠不嫌晚，讓它們能自由地放鬆、伸展與收縮。就算因為受傷或忙碌有段時間不能運動，只要恢復運動習慣，身體的靈活程度很快就能恢復。有些患者因為脊髓損傷，四肢的活動度減低。但在醫師與治療師的協助下，透過某些複雜的刺激與按摩法，重新喚醒身體深藏的肌肉記憶。等到大腦與身體重新接上線後，這些患者就能再次行走。這些是少數的個案，但我們可以以此來激勵自己，讓內心對人生燃起希望，生活態度也會更正向。

鍛鍊肌肉與活動筋骨不僅能改善健康，心靈也會記住運動時愉快的感受，並對大腦送出正向的訊號。舉例來說，如果你在面試前感到緊張與害怕，那不妨挺起胸膛、舉起雙手並跨出大步站好，就可以感受到一點自信，進入面試會場之後，就可以稍微展現出正面的印象。[18]身體、大腦與心靈三者的連結就是這麼密切。從細胞訊號傳遞理論來看也是如此：研究證實，大腦會從身體得到暗示。因此，透過身體活動，就能有效緩解部分的壓力。

身體活動好處多

培養運動習慣的理由大家都知道：保持健康、減輕體重以及預防疾病。問題在於，它為什麼能帶來這麼多的好處？

調節壓力荷爾蒙

想要身體減少分泌皮質醇，方法之一就是多運動。身體開啟戰或逃的反應，就會製造出過量的壓力荷爾蒙，幫助我們加速逃離險境。研究顯示，人在做運動時，皮質醇會暫時升高，但之後就會恢復正常。而有運動習慣的人，皮質醇濃度會比較低。研究顯示，規律運動的人在面對壓力時，適應力與韌性都比較強。因為他們身體系統能協同運作，有效地調節壓力荷爾蒙。[19]

改善記憶力

運動會讓大腦成長，而壓力則會使其萎縮。運動時，身體會分泌更多神經傳導物質，例如血清素、去甲腎上腺素以及γ－氨基丁酸（GABA）。這些化學物質是記憶、學習力與情緒的基礎，會增強我們的認知能力。若長期面對壓力，思考與感官就變得遲鈍。許多研究者皆指出，運動能增進記憶力以及專注力。歐洲有許多學校都會在下課時間讓學生運動。老師們注意到，孩子在休息時間有活動筋骨的話，即使每次只有十到十五分鐘，學業成績就會提升許多，認知能力測驗的分數也會提高。[20]因此，我們應該增加體育課的時數。

經常運動的話，大腦會分泌出較多的特定蛋白質，例如腦源性神經營養因子。隨著我們年紀增長，這類蛋白質的分泌量會減少，但它對於腦細胞的成長與修復至關重要。腦源性神經營養因子非常重要，大腦靠它才能形成新的神經路徑。有運動的話，身體會對大腦供應較多的血液，腦源性神經營養因子的含量也會提高。

腦源性神經營養因子對認知能力的影響也很大。海馬迴負責儲存長期記憶與學習，它內部就含有大量的腦源性神經營養因子。此特定蛋白質也負責管控飢餓訊號，所以能壓制食欲。科學家正在尋找方法來增進腦源性神經營養因子，以控制體重。簡而言之，此蛋白質含量提高，我們的認知能力會提升，心情會變快樂，體重也不會過重。因此我們要更努力運動，才能得到腦源性神經營養因子，常保青春。

改善疼痛

透過新式的影像儀器，研究者便能觀測到腦內啡如何與大腦互動。他們證實了，運動後會增加腦內啡。這種天然的止痛藥就好像是身體內建的麻醉劑，有助於修復身體組織，並且會引起極度愉快的心情。所以喜歡跑步的人才喜歡這種「跑者的愉悅感」。腦內啡至少有二十種，但仍舊很難一一測量其活動過程。它們乃分泌自下視丘、腦下垂體以及脊髓，但其受器遍布於整個大腦。所以它所產生的愉悅與幸福感才會那麼巨大。

痛快地打一場網球、在泳池裡來回游幾趟、性行為、捧腹大笑以及跳舞，這些活動都能釋放腦內啡，與跑步的效果一樣。此外，冥想、針灸、按摩甚至是深呼吸這些靜態活動，也都能增加腦內啡含量。有慢性疼痛的人，多多練習深呼吸心情就會好一點，疼痛感也會減弱。

改善心情與睡眠

運動可以讓我們心情好，變得更有活力與樂觀，還能提升自信心。運動還能紓解壓力，緩解低落的情緒。憂鬱的人血清素含量低，但有研究顯示，運動會增加血清素的分泌量。[21]運動也會降低血液中皮質醇與腎上腺素的濃度，以減低它們對大腦造成的影響。有運動的人，免疫系統比較正常，身體比較少發炎，就比較不會陷入憂鬱情緒。心情不好，睡眠的品質就不好。而運動也有助於恢復正常的生理時鐘。只要睡眠品質好，身體就會釋放出修復性的荷爾蒙。

運動就冥想一樣，在我們面對日常的壓力時、不再感到精神緊繃或惱怒。研究顯示，規律地進行有氧運動，身心就不再那麼緊繃，心會更平靜、睡眠品質也會變好。那怕只有短短五分鐘的有氧運動，也會出現些微的抗焦慮效果。沒有耐心靜坐冥想的人，可以在有氧運動中加入呼吸練習，其療癒的效果也很好。

避免身體發炎

科學研究已經證實，運動時所分泌出的腦內啡能有效降低身體的發炎情況。大腦發炎可能導致阿茲海默症與憂鬱症，所以運動才那麼重要。

美國梅奧醫學中心的報告指出，有運動習慣的人可以增加七年的壽命。[22]運動有大量的好處，例如控制高血壓與糖尿病，還能預防阿茲海默症。這些疾病都會造成身體發炎進而傷害到大腦。不管是哪一種慢性疾病，運動都是最好的療法。運動能降低壞膽固醇並且增加好膽固醇，心臟因此會更健康。最重要的是，這個特效藥非常便宜，上班時改走樓梯，或者溜狗時多繞公園一圈。

結論

在遠古時代，運動是為了獲取食物以及逃離猛獸追捕，但現在它是人類不可或缺的生活要件，用來適應不斷變動的外在環境。運動的好處廣為人知，包括增進身體的氧合作用、增強心臟功能並且強化骨骼。有慢性疾病的的人，多運動就能降低身體裡的皮質醇。以前我們都低估了運動大腦的正面影響，它能改善心情與增強記憶力。如今我們更加意識到，喜歡運動的人身體比較有韌性，才能面對壓力。偶爾做些激烈運動，身體裡各個系統的合作才會更密切，氧合作用更常出現。這麼一來，不管是生病、受傷或是心情不好，身體都能力去面對它們。運動能夠改善睡眠品質，並且增強免疫系統。

在每個人心裡的最深處，其實都渴望過得舒適與安全，所以才會選擇最輕鬆的方式去生活。幸好，我們能夠對運動培養正面的心態，找出自己無意識行為的源頭，並設法去修正自己的觀念與想法。我們可以發揮想像力，在腦中海中描繪出更健康與強壯的自己。我們可以利用一些生活技巧，例如五秒法則，來鼓勵自己下定決心、貫徹到底。我們也能運用身體本有的肌肉記憶，去觸發那些會促進身體活動的神經路徑。

「用進廢退」這個現象已經科學家證實。只要多運動，富含氧氣的血液就會灌注到身體裡的每一個細胞，並幫我們排出各個組織與器官中的毒素。運動時，心跳會加快，肌肉會更加用力，那心臟就不會阻塞住它自己的血管。我們的骨骼肌因此變得更加強壯且靈活，不然它們一萎縮，就無法支撐我們的骨架了。記住，唯有進行身體活動，身心才能常保健康，也才有韌性能面對壓力。

第6章 心臟是超強的馬達

這世界上最美麗、最令感人到幸福的事物，是無法看見或觸摸到的，唯有用心去感受。

——美國作家海倫．凱勒

自我評估

眾所周知，基因、飲食、膽固醇都會導致心血管問題，然而性格和作息也會讓我們更容易罹患心臟病與高血壓。越來越多的證據顯示，壓力與壞心情也會有損心臟的功能。想想看，你是否有以下症狀。

❖ 沒有耐心、個性急躁。

❖ 競爭意識強，每一次都要贏。
❖ 很容易惱怒，會突然情緒大爆炸。
❖ 很容易感到外界的敵意或挑釁。
❖ 執著於成就，用它們來衡量你的自我價值。
❖ 你喜歡控制別人。
❖ 老是打斷別人說話。
❖ 不自覺地緊咬下顎或磨牙。
❖ 經常感到精神緊繃、緊張不安。
❖ 高血壓或心跳過快。

亞里斯多德以及許多早期的哲學家與科學家，都相信心臟是指揮中心，掌控人類所有的思想、情緒、理性與意識。這種觀念合情合理，畢竟只要情緒太強烈，心臟就會有異樣：興奮的時候心跳加速、痛苦的時候心好像糾結在一起。在宗教經典、文學創作以及流行文化中，無不都在強調，心臟是靈魂的居所。猶太教的經書《妥拉》寫道，以撒的母親在得知亞伯拉罕要犧牲掉她的兒子，便因心碎而死。在莎士比亞的名著《羅密歐與茱麗葉》裡，羅密歐被驅逐出維羅納城之後，他的母親蒙太古女士過度悲傷而亡。現今有許多流行歌曲、電視影集和電影等，都在強化這項觀念：心臟支配情緒，並影響身體的健康。

不過，當代醫學已經證明，大腦與心靈才是意識、記憶、情緒與認知的核心。因此，心臟其實是受到大腦控制，負責輸送血液的幫浦。這個馬達堅固又耐用，每天跳動超過十萬次，將富含氧氣的血液輸送至長達幾公里的血管內。除此之外，它還有自己專屬的心臟神經系統，甚至能夠分泌荷爾蒙。[1]它與大腦有複雜的溝通方式，並不斷傳輸訊息給彼此。我們低估了心臟的能耐，許多訊息心臟能感受到，但大腦卻不知道。

自律神經系統控制心臟的運作，不需要心靈發出指令。不需要思考，神經系統就會視情況加快心跳，例如感到害怕的時候。只要區別正常與異常的心臟反應，我們就能維持心臟的健康，並運用心靈的力量去調節它的運作。

心臟的基本結構

心臟、血液與血管組成了心血管系統（cardiovascular system），這個詞源自於希臘文的心臟（*kardia*）以及拉丁文的血管（*vas*）。心臟每年收縮次數約為四千兩百萬次，以人類的平均壽命來看，一輩子會收縮三十億次。日日夜夜、分分秒秒，心臟都要負責將血液打到全身各處，還要依據我們的活動量去調整輸送速度。血液是維持生命的關鍵，如果它停止流動，幾秒鐘之內我們就會失去意識。只要一缺乏帶氧的血液，大腦內的重要細胞短短數分鐘內就會死去。[2]因此，為了對身體好一點，讓它得到充分的燃料與能量，一定要好好保養心臟。

我們都在身體左側感覺到心跳，但心臟其實是位在胸部中央。這個如拳頭般大小的器官有四個空腔（兩個心房與兩個心室），由特定的肌肉組織所組成（圖6.1）。薄壁心房負責接收血液，它就像蓄水庫一樣。肌肉發達的心室很有力，它能把血液輸送到身體各部位。心肌像手臂與腿部的肌肉一樣，可以用力收縮，將心臟中的血液推送至相連的血管。

各個空腔間有單向的活門，可防止血液流向錯誤方向；心臟中間有一道肌肉壁，以分隔左右兩邊。右半部的心臟將血液推送至肺部，這條路線被稱為肺循環（又稱小循環），它可以讓血液充滿氧氣，同時排掉二氧化碳。左半部的心臟進行著體循環（又稱大循環），可以將富含氧氣的血液攜帶至身體其他部位。我喜歡將心血管系統想像成為身體的宅急便。心臟就是物流中心，負責配送包裹，裡面有客戶所需要的物品。經由血管，這些富含氧氣的血液包裹會傳送到身體的各個細胞與組織，而沒用的舊包裝盒會送回物流中心處理與回收。

讀到這裡，不妨感受一下自己的心跳吧！在左邊乳頭的正下方，應該能感覺到有節

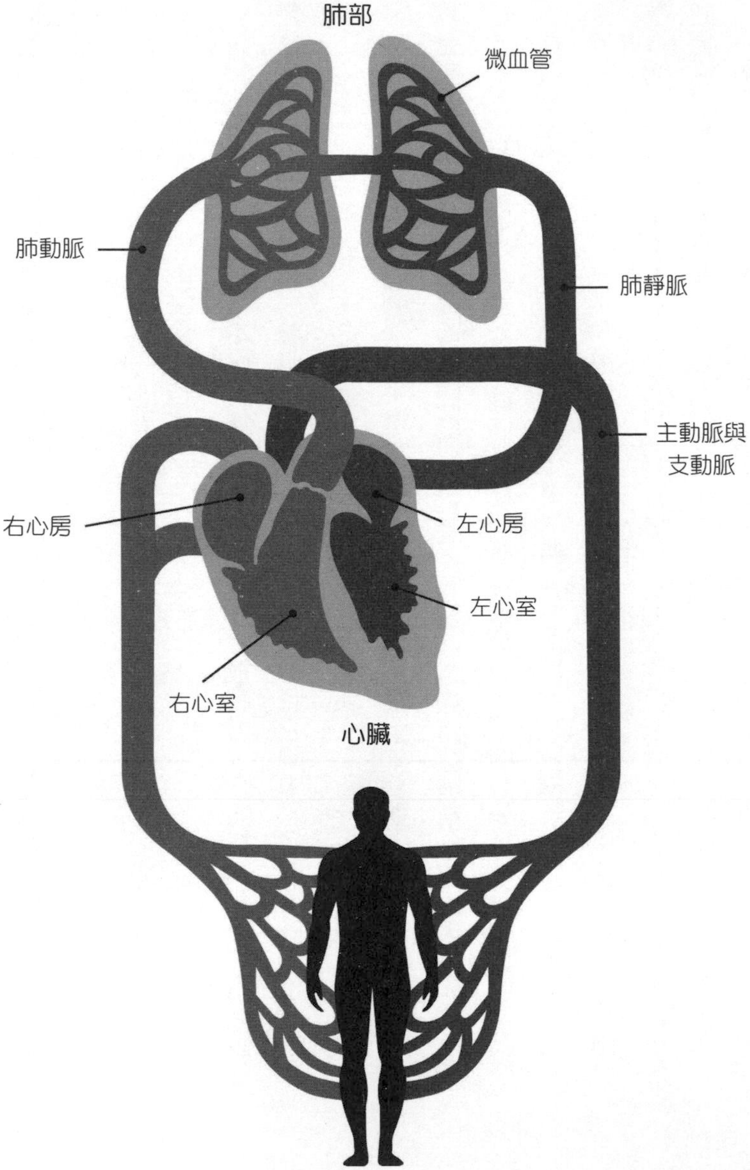
肺部
微血管
肺動脈
肺靜脈
主動脈與
支動脈
右心房
左心房
左心室
右心室
心臟

圖 6.1　心血管系統

奏的脈動，這是左心室正在推擠著胸腔壁，進行它那日復一日的辛勤工作。它跳得快或是慢？你是否有察覺到兩者的差異？你的情緒與自律神經系統息息相關，只要多留意心跳速率就能體會。

心血管系統就像複雜的道路系統

血管像是公路一樣，傳送包裹都要透過它。血液先沿著大型高速公路（動脈）出發，然後下交流道轉往鄉鎮道路（微血管）。新鮮的血液送達顧客處後，用過的血液就經由專屬道路（靜脈）送回心臟。

體循環開始於左心室，血液先傳到主動脈。這些大動脈會分岔出微小的血管，有如頭髮般細小，所以紅血球細胞，也就是攜帶氧氣的微小包裹，必須排成一行縱隊前進。血液細胞與其周邊組織和器官都在微血管交換氣體與營養素。

在微血管的最遠端有回收處理中心，也就是靜脈，它連接器官的那一端比較窄，回心臟的路則越來越寬。靜脈結合在一起，便形成了類似主動脈的大型血管，將血液送回到右半部的心臟。靜脈運動的包裹是回收廢棄物，亦即帶有低濃度氧氣以及高濃度二氧化碳的血液，它們從右心房與右心室流至肺部，先排出二氧化碳，並再度裝滿氧氣。

不過，在輸送血液的過程中，心肌無法順便吸收氧氣，它得有自己專屬的血管，也就是冠狀動脈。它們由主動脈分出來，攜帶富含氧氣的血液給強有力的心肌。

假如物流中心進出貨遲滯，或是道路上有狀況，或是包裹出錯，那血液宅急便就無法達成任務。因此，心臟、血管與血液若有異狀，就會影響到心血管系統的運作。斑塊堆積或血栓發生時，冠狀動脈就會阻塞，血液就很難流到心肌，那麼心臟就會故障，並停止輸送血液；這就是心臟病發作。

心血管系統就像電信網路

心臟壁裡面帶有電流的細胞會刺激心臟收縮，也就是心跳。這些電流訊號傳送到心臟，使心肌收縮並且將血液推送出去。這些帶有電流的細胞組成竇房結，它就是心臟裡天然的節律器。竇房結二十四小時都在工作，會在成年人身上引發每分鐘六十到一百下的穩定心跳。

不過，竇房結並非獨立運作。大腦與腦幹延伸出來的神經環繞在心臟周圍，並連上竇房結（圖6.2）。大腦收集訊息、了解當下的情境後，會決定最理想的心跳速率。雖然我們察覺不到，但這套聰明的系統會偵測體內的平衡狀況，不斷微調血液的輸出量。頸部有專門的受器在偵測血壓、含氧量以及血液中的二氧化碳濃度。我們在進行劇烈運動時，肌肉會消耗掉血液中的大量氧氣，這時心血管受器就會偵測到身體的需求。在幾秒

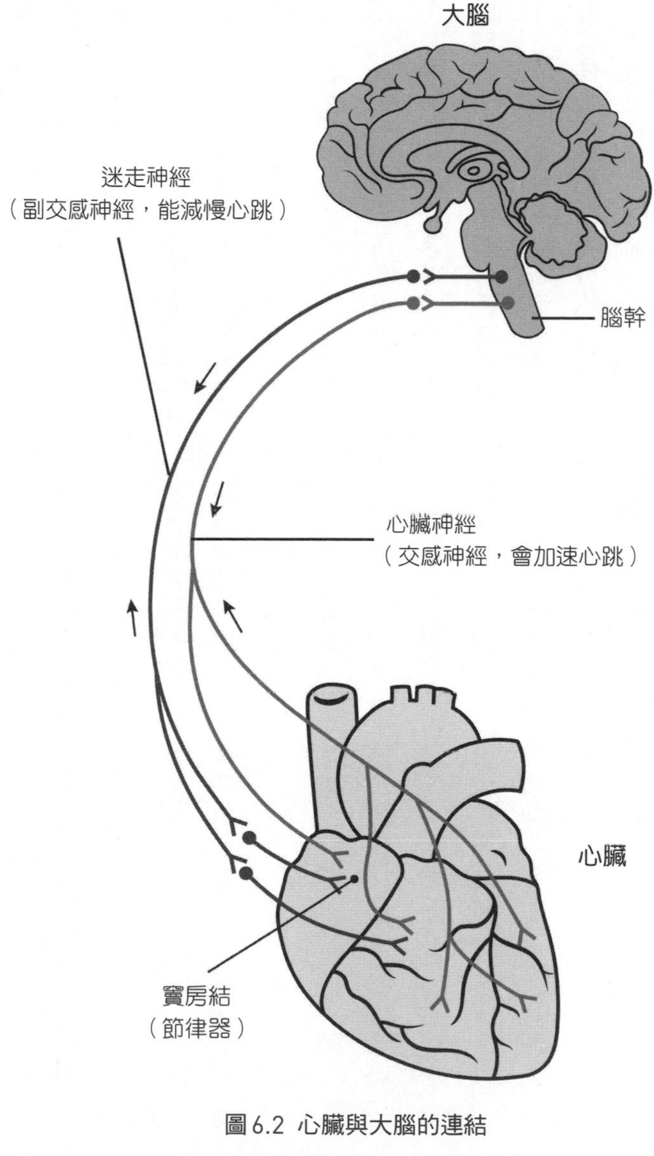

圖 6.2 心臟與大腦的連結

鐘之內，交感神經傳出訊號給竇房結，以增加心跳速率以及呼吸速率，確保肌肉能夠獲得它們所需要的氧氣。

可惜的是，這項聰明的系統也有致命的缺陷。前面提到，身體為了回應外在的情況，就會改變心跳速率。但心靈感知到內在刺激後，也會改變心跳。因此，恐懼、擔憂、焦慮等情緒都會影響心血管系統的運作。每次看恐怖片時，我總是緊抓著椅子扶手，而心臟在胸口裡快速地不規則跳動。你應該也有這種經驗，在某些時刻，就算沒有外部的刺激，心跳速率卻加快許多。

心跳速率加快也屬於一種戰或逃的反應。面對壓力（參加跑步比賽或期末考）時，潛意識就會利用交感神經系統去刺激各個器官組織。交感神經系統管控感覺中樞以及運動神經功能。而感覺中樞負責接受味覺、聽覺與觸覺等；舌頭、耳朵與皮膚都有神經連結到大腦。心臟也有神經連結到大腦，這些神經能偵測到血壓與氣體含量的高低。

承受壓力時，交感神經會啟動。此時，從腦幹延伸到心臟的神經會加速傳送訊號，而延伸到血管的神經會讓血管緊縮，這樣血壓就會升高。

遇到危險的情況時，這些壓力反應對人體無害，還能挽救我們的生命。舉例來說，你騎腳踏車跌倒了，傷口流出大量的血液，身體會馬上啟動戰或逃的反應。這時，血液會轉而流向重要器官如心臟和大腦，以避免失血過量。然而，內在的刺激以及長期的壓力，卻可能會導致許多疾病，例如血管長期收縮的話，就會造成高血壓。心裡的壓力持續太久，身體就會不斷傳送訊號至腎上腺，使它大量分泌出皮質醇與腎上腺素，這樣心臟就會承受不了。這些荷爾蒙會提高心臟病與中風的風險，再加上有憂鬱症的話，心臟病就更容易發作。

想當然耳，心血管疾病的救星就是副交感神經系統。這個放鬆系統一啟動，大腦便透過迷走神經與心臟交換訊息，以減慢心跳及降低收縮力道。迷走神經能使緊繃的胸口放鬆，為身心帶來平靜的感覺。對健康的人來說，交感神經系統與副交感神經系統會輪流運作。身體有緊急需求時，副交感系統才會將心臟的控制權交給交感神經。因此，我們要設法掌握自律神經系統的狀態。

今日，許多人都在學習，沒有外力影響的情況下，如何運用內在對話影響心臟的運作。也就是說，我們能用意念改變心跳。與此相關的神經心臟病學（neurocardiology）是一門新領域。專家認為，心臟是非常複雜的系統，由強大且獨立運作的眾多神經路徑所組成。心跳受許多不同的系統所控制，包含自律神經系統。神經傳導物質如蛋白質、胜肽與荷爾蒙，不但能活化大腦，也能使心臟充滿活力。所以，心臟與大腦要不斷對話，身體才能夠調整心跳以適應外在環境。其實，我們也能用意念去調整心跳，以回應自己的內在狀態。所以我們一定要多了解情緒，知道它與心臟有深層的連結。

心裡壓力太大、身體過度勞動又欠缺適度的休息，心臟就很容易生病。有些人在工作時猝死，就是因為超時工作而導致心臟衰竭。這種現象在日本被稱為「過勞死」。佐戶未和在二〇一三年七月過勞死，那個月她工作了一百五十九個小時；她任職於日本著名的電視公司。[3]也就是說，她在正常的上班時數之外，又多做了十九個工作天。不知道是否有人在她死後研究了其生理情況，但我相信，壓力與心臟衰竭必定是她死亡的主因。

目前有許多相關研究也在北美地區進行。壓力過大的人身上，有許多隱形症狀，心臟病發作、猝死的風險很高。研究結果顯示，壓力荷爾蒙的確會造成心血管疾病。庫欣氏症候群就是起因於身體分泌過多皮質醇，而這種荷爾蒙通常是為了應付外界的壓力。如果腎上腺或腦下垂體有腫瘤，或過度使用類固醇藥物，就會導致庫欣氏症候群。患者的臉部、頸部與腹部累積許多脂肪，所以出現大面積的紫色肥胖紋。胰島素阻抗、糖尿病、動脈硬化以及高血壓也可能造成類似的脂肪堆積。罹患庫欣氏症候群的人就算康復，往後罹患心血管疾病的風險還是很高，包括心臟病、中風以及心律不整。[4]

慢性壓力會導致心血管疾病更嚴重，而患者的預後狀況也會很差。焦慮、挫折、自制力差、生氣、惱怒與悔恨等負面情緒，會導致心靈無法平衡心臟的神經系統。關鍵在於情緒。想到不愉快的事情，心跳速率不見得會加快，伴隨而來情緒才會讓血壓飆高。

憂鬱症與心血管疾病的關係

政府與醫療機構不斷在警告民眾，高血壓與膽固醇過高非常危險，人們很容易因此罹患心臟病。這些衛生宣導很重要，但是我們也應該重視心理衛生，這也是心臟病的主因之一。關於情緒對心臟病的影響，最廣為人知的研究在一九五〇年代出現，當時美國心臟病學佛萊德曼（Meyer Friedman）與羅斯曼（Ray Rosenman）比對A型性格與B型性格的人，以檢視性格對冠狀動脈疾病的影響。[5]

A型性格的人有條理、有抱負，個性直率，做事積極主動又有勝負心。他們很看重時間與期限，生活中每個面向都竭盡全力做到最好，所以給自己很大的壓力。相較之下，B型性格的人生活步調緩慢，比較有耐心，能夠以輕鬆的方式去面對問題，個性也比較內向。B型性格的人比較隨遇而安，對於成就與勝利的欲望比較低，所以給自己的壓力也比較少。當然，世人的性格不只有這兩種，所以這份研究成果發表時，有很多人批評他們過度簡化人的類型。儘管如此，他們做出的結論還是很有洞見，足以顯示壓力會影響心臟的健康。

該項研究在一九五九年刊登在《美國醫學協會期刊》上，可說是開路先鋒，有更多人因此去探究心理狀態對身體造成的影響。這兩位心臟科專家找來兩百位受試者，依據性格與行為模式分為兩類，接著追蹤他們的健康狀況，時間長達八年。他們的結論是，A型性格的人發生心臟病的機率是B型者的兩倍，即使他們戒除某些有害的習慣，如抽菸與飲酒。半世紀過後，多項研究都證實了這個事實：心理狀態會影響到心臟的健康。[6]在執業過程中，我也看到，許多患者長年承受高度的壓力，也因此罹患心血管疾病。

在慢性壓力的襲擊下，適應力與韌性不足的人，就很容易產生負面的情緒，進而導致嚴重的憂鬱與焦慮症狀。過去十年來，研究者統計了各項數據資料，發現憂鬱症也會提高心臟病的風險。約翰．霍普金斯大學醫學院找來一千名男性的醫學院學生，評估他們的憂鬱指數，結果發現，分數較高的那些人，罹患心臟病的風險高了一倍。[7]憂鬱程度越嚴重，心臟病風險越高。

相對地，該項研究也顯示出，有心血管疾病的受試者比較容易有憂鬱與焦慮的問題，因為他們非常擔心自己的心臟問題。被診斷出重大疾病，感覺生命受到威脅，心裡就會承受極大的壓力，甚至會感到恐慌。在北美地區，研究人員發現，患者心臟病發作後，即使幸運康復，也會陷入情緒的低谷。他們經歷了生死的關頭，也必須大幅改變生活型態。若是適應不良，他們給自己的壓力也會更大。

壓力山大，心臟也會受不了

心臟不健康，人生就是黑白的。心臟無法正常運作，身體每一項組織的血液流動與氧氣供應都會不足，包括心肌。不論是個性使然，還是生活型態有問題，心理狀態都會影響心臟的健康。

壓力荷爾蒙也會嚴重心臟健康。如前所述，慢性壓力不退，過量的皮質醇與腎上腺素就會在體內流竄，並直接影響到心肌功能，造成心臟電位傳導延遲或冠狀動脈痙攣等問題。壓力荷爾蒙會導致血管收縮，所以我們休息時心跳還是很快，血壓也降不下來。腎上腺素會刺激心臟，所以在急救時，會將腎上腺素直接注射入昏迷患者的心肌。不過，日常壓力太大，皮質醇與腎上腺素分泌太多，也會間接傷害心臟。

高血壓

美國疾病控制與預防中心指出，三分之一的美國成年人有高血壓。[8]它被稱為「沉默的殺手」，是特別危險的疾病，因為它幾乎沒有症狀，卻會致人於死地。因此，有高血壓的人可能永遠不會知道自己有病，除非被醫師診斷出來，或是突然昏倒。因為沒有明顯的症狀，所以高血壓難以醫治。許多患者不想吃降血壓藥，因為副作用很多，他們並不知道這些藥物是有效的。

動脈能夠短時間因應極高的壓力，肌肉壁也能承受血壓升高，同時依舊維持血液流動。慢性壓力就沒那麼好應付了，荷爾蒙濃度沒有下降，動脈肌肉依舊維持在緊縮狀態，久了就會受損。皮質醇與腎上腺素是壓力荷爾蒙，會讓我們的血管緊縮。動脈多年下來都維持在這種狀態，血管壁就會喪失彈性並且變得更窄，供應給皮膚與其他器官的血液量就會減少。由此可見，高血壓是心臟病與中風的首要風險因子，所以我們要設法紓解壓力。

案例研究：阿杜

阿杜是我的患者，已經前來看診好幾年，每次來血壓讀數都很高，他的家族病史、體重、工作情況、飲食及運動習慣都有問題。他年近六十歲，一週有六天都在開晚班計程車，這樣才能養活他的妻子、兒子與女兒。有次看診時，他的血壓指數特別高，我藉此機會研究了他的病史。

他抱怨說，經常感到呼吸急促，因此我將他轉診到心臟科診所，去那裡進行壓力測試。醫師開給他幾種藥物：β阻斷劑用來降低血壓、史他汀可以降膽固醇，還有用利尿劑來將多餘液體排出體外。比對他的生活方式以及症狀發作的時機，我知道壓力是他生病的主因。我建議他改善飲食、多多運動。我也幫助他緩解藥物所引起的副作用：β阻斷劑會引起眩暈與性功能障礙、史他汀會導致肌肉疲勞、利尿劑會造成鉀離子流失過多。

阿杜並不快樂。高血壓的表面症狀不嚴重，但降血壓藥的副作用卻很強。我必須去理解與治療他血壓飆高的根本肇因。我後來發現，阿杜在家鄉黎巴嫩本來是一名電子工程師。移居到北美後，他的專業技能未受到認可，只好跑去開計程車。受傳統的價值觀影響，他要求自己必須養活一家人，給他們最好的生活。但他們的生活僅能糊口。他的妻子罹患憂鬱症，兒子遊手好閒，每晚都沉浸在酒品與香菸中。最糟糕的是，他女兒的交往對象不是伊斯蘭教徒。為了逃避這些煩惱，阿杜大多數的空閒時間都在看電視和吃垃圾食物。明顯地，他生活的壓力很大，身體一直維持在戰或逃的模式中，所以皮質醇與腎上腺素指數都很高。

我沒有能力去解除他的壓力因子，所以只能改善他的回應方式。我向他解釋了心靈、大腦與身體的互動關係，並且陪他一起練習BMW自療法。我也介紹他去看諮商師，讓他試著轉念，不再執著於環境的壓力，進而開始培養正面的想法。幾個月下來，他定期去看諮商，每天都會練習BMW自療法，也開始做運動、多吃健康食物。他的睡眠品質也改善了！

最後，他的處方藥物只剩一種，只是用來治療水腫問題。他變得有活力，也擁有正向的人生觀。生活壓力與夜班工作還是很磨人，有時他無法控制情緒，血壓就會飆高。但至少阿杜找回了自信，他知道自己有能力用不同的方式應對壓力，並成功將血壓保持在控制範圍內。

心臟病

心臟病的專業術語為心肌梗塞（myocardial infarction），是當前最常見的死因。該字字首「myo」指的是肌肉，而「cardial」指的是心臟，而梗塞指的是血流被阻斷，無法供應到某個組織。斑塊堆積或血栓會阻塞血液流動，使其無法流至心肌，就會導致心肌梗塞。心臟一喪失氧氣與營養素，就會停止運作。這個生命幫浦一壞掉，血液就無法供應到大腦與其他器官，人很快就會死亡。

慢性壓力提高了心臟病發作的風險，因為它會降低免疫系統對皮質醇的敏感度，導致身體發炎。而且，就算冠狀動脈沒有阻塞，壓力荷爾蒙也導致冠狀動脈痙攣。即使你本身沒有心臟病的風險因子，但一開始吸食古柯鹼，冠狀動脈就會出現痙攣與窄化的問題，導致致命性的心律不整。這種毒品會刺激副交感神經系統超速運轉，讓你感到心情愉悅、活力十足，但這種瞬間的刺激會導致心臟病發作。

疾病、遺傳因子與生活型態都會提高心臟病發作的風險。高血壓與糖尿病會傷害到所有的血管，包含冠狀動脈。受基因的影響，心血管疾病也是一種家族遺傳病。飲酒、吸菸、暴食、久坐不動以及睡眠不足，這些常見的壓力反應，全都會增加心臟病發作的風險。恐懼、憤怒、敵意與憂傷等情緒也都是風險因子。

一九九四年一月十七號清晨，芮氏規模六點七的地震襲擊洛杉磯，房屋劇烈震動，數百萬人被搖醒，直接造成約六十人死亡，將近一萬人受傷。有幾位反應快的研究者發現，這也許是個研究機會：災難突發、內心要面對沉重的壓力時，人們的心臟會受到什麼影響。除了上述的死亡人數，在地震當天因心血管猝死的人比平常多了五倍。災難發生的那一週，平均每天有四點六個人突然死於心臟病發作。然而在一月十七號當天，共計有二十四個人也因此猝死。[9]

這個令人震驚的故事顯示出，情緒對心臟有非常大的影響力。地震發生後，居民陷入悲痛中，還有二十四個人因此心臟病發作。他們也許原本就在承受慢性壓力或是飲食習慣不好而身體發炎，所以心臟病發的機率較高。只要出現一項嚴重的壓力因子，例如地震，他們就會走向死亡的邊界。

案例研究：傑森

傑森是石油公司的業務主管，外派在休士頓。公司的資金來自世界各國，他們得不斷探勘、找出油井的地點，才能在幾年後把錢賺回來。傑森不僅要跟各國客戶開會，還得管理公司的高階職員。他長時間在外奔波，經常外食，也沒有時間做運動。最初來看診時，他血壓有時偏高，但沒有罹患心臟病的風險。

經濟衰退時，石油公司虧損連連，而傑森的上司要求他無預警地解僱一百五十名員工。他們一起工作了三十年，早就變成好友。傑森得告訴大家這個壞消息，他的心裡感到十分沉重。傑森要參加員工大會前，他突發心臟病發作。

傑森的心臟病就像醞釀已久的風暴。慢性壓力一直折磨著他，心血管系統不知不覺地在惡化。他必須負責解雇員工，壓力荷爾蒙因此迅速激增，變成壓垮駱駝的最後一根稻草。換句話說。他的心臟不夠強到可以做這份工作。幸運的是，傑森及時被送到醫院，並進行了血管成形術與安裝心臟支架。他康復後轉而從事壓力較低的工作，並且更了解自己的身體狀況了。

中風

中風就好像是大腦裡的心臟病發作：血栓或血管破裂使得血液無法流到大腦組織，導致組織受損或死亡。在缺氧的情況下，大腦細胞的死亡速度相當驚人：每分鐘一百九十萬個。[10]中風在美國是第五大死因，也導致許多人行動不便。[11]但中風跟心臟和壓力究竟有何關聯？

壓力荷爾蒙會使血管收縮，所以慢性壓力會引起高血壓，進而損害到大腦內的血管壁，也會傷害心房內的血管壁。皮質醇與腎上腺素都會間接造成身體發炎，並導致血小板過度凝結，塞住心臟與大腦的血管。

心律不整

在穩定的電流刺激下，心臟有正常的律動，其波動可由心電圖儀器測量出來。有時，心跳的律動會有異狀，如心房撲動或短暫停止，這就是心律不整。有些患者並無任何症狀，但有些人會感到頭暈目眩或昏厥。它也會導致心臟跳動太慢或太快，前者為心搏過緩，後者為心搏過速。諸如壓力、憤怒與憂鬱等負面情緒都會嚴重影響到心臟的律動與速率。壓力荷爾蒙會導致血管窄化，並讓身體發炎，也會傷害到某些血液細胞，例如血小板。我們現在也發現，壓力也會影響竇房結的健康。

心律不整的問題不僅止於心臟。由心臟發出的訊號會回傳給大腦，並對大腦的幾個區域造成影響，透過磁振造影（ＭＲＩ）就能看出其中的變化。有一條神經傳導路徑負責協調心臟與大腦運作，它由自律神經系統所控制，所以人會跟著心跳速率與想法對外在刺激做出反應。壓力與憤怒會導致腎上腺素激增，進而刺激心臟跳動更為快速。心肌能夠承受腎上腺素間歇性的短暫激增，但長期下來就會造成傷害。慢性壓力提升心律不整的發作頻率，造成許多人死亡。

我的故事

在過往的人生中，通常我休息時的心跳速率為每分鐘五十到六十下（你現在可以花十五秒去計算你的脈搏次數，然後再乘以四以算出你休息時的心跳速率）。發生車禍意外之後，只要一感到疼痛難耐，或是起床時想起那場意外，我就會有「心臟撲動」的症狀。當時我注意到，即使身體沒有作疼，身心也感到放鬆時，心跳速率還是變快了。休息時心跳速率變成每分鐘七十二到八十下，雖然還在正常範圍內，但卻高於我的正常值。

有些日子壓力特別沉重，不但失眠，身體又特別疼，心臟的「撲動」現象更明顯了。沒過幾天我接到通知，與我最親近的堂兄因車禍意外過世了。在震驚之餘，我整個人都崩潰了。那一整天，我的心臟都在疾速跳動，還感到頭暈與呼吸困難。我測量了心跳速率，竟然超過了每分鐘一百二十下。那天傍晚我先生堅持帶我去急診室。心電圖顯示，我的心跳來到每分鐘一百七十下。心臟科醫師為我做多項檢查，結果顯示，我不斷在承受慢性的巨大壓力，甲狀腺又受到病毒感染，所以心跳突然攀升。高濃度的甲狀腺荷爾蒙會加快心跳。為了降低心跳速率，醫師開了β阻斷劑給我，得連續服用好幾個星期才有療效。

章魚壺心肌症

有些危急的案例不常見。患者承受龐大的情緒性壓力，例如失戀或親人過世，此時巨量的壓力荷爾蒙洪流灌滿整個身體，導致心臟像氣球般膨脹。這種病症被稱為章魚壺心肌症、壓力性心肌症或「心碎症候群」。[12]它起因於大量的腎上腺素與皮質醇異常激增，對左心室造成巨大壓力。心臟裡面的小血管因而緊縮甚至封閉，導致心臟缺氧、心室的肌肉壁向外擴張，這過程被稱為「氣球化膨脹」。患者會感到胸口疼痛以及呼吸短促，醫師有時會誤認為是心臟病發作。幸運的是，X光與超音波能夠清楚顯示出心臟的尖端腫脹，而大部分的患者也都能夠存活下來。數週之內，心肌回復到原本的形狀，他們便恢復身體健康。換言之，「心碎」實際上並非心臟破碎。不過，這足以顯示出心靈與身體的強烈連結。

壓力管控也是種治療方法

壓力會引發心臟病或惡化其症狀。心臟功能好，人才有辦法承受壓力。生活總是會有壓力，而有些人天生就比較有適應力。不過，試著培養健康的心態，也一樣會有韌性。雖然壓力會造成心血管問題，但超過百分之八十的憂鬱症患者經由諮商和藥物治療就能治癒。抗憂鬱藥物也許還能治療心臟病，但這方面需要更多研究。有些專科診所會加開藥物去治療伴隨心臟病而來的憂鬱症。於是我們更確定，只要設法管控壓力，心臟病患者動手術的機率就會降低，甚至於減少罹患心臟病的機會。

許多研究都證實，只要設法管控壓力，許多病症就會不藥而癒。研究人員發現，去看醫生不一定能治好心臟問題，好好處理壓力，罹患心血管疾病的機率才會減低。[13]該研究的主持人指出，壓力管控應該被納入正統的心臟治療方案中。同樣地，一項瑞典研究發現，只要設法降低壓力，患有冠狀動脈疾病的女性就能活得更久。比起介入性治療，減壓療法的保護效果高出三倍。[14]

調理自律神經系統，就能面對各種日常壓力所帶來的挑戰。創造新的神經路徑，就能激發心臟去製造出能夠改善血液循環的化學物質，身體也比較不會發炎。心靈最好只留下有益健康的情緒與態度。除了藥物以及深呼吸技巧外，還有一些方法能促進心臟的健康。

結合科技與呼吸技巧的生理回饋療法

在此療程中，醫師會記錄你身體的非自主性活動，例如心跳速率與腦波，接著你再學習如何去控制它們。這個療法的科學基礎在於，情緒能影響自律神經系統，只要觀察心臟電流、皮膚溫度、血壓以及荷爾蒙濃度，就能測量出你有哪些情緒。情緒總是比想法更早出現，而心臟的神經系統比大腦更早反映出你的情緒。心臟透過脈衝所送出的電流會傳送到大腦，這就是心臟發出的訊號。研究人員將感應裝置接在患者身上，以記錄這些波動。透過儀器，我們就能找出失序的想法，進而有意識地去改變心態。

美國心臟能量機構（HeartMath Institute）便是以生理回饋療法為基礎，再搭配冥想與深呼吸技巧，以幫助患者降低壓力。[15]在他們的實驗室中，患者的身體連接上腦電圖與心電圖，以測量大腦與心臟的電流。焦慮感出現時，腦波會有點混亂。醫師引導患者去進行冥想、深呼吸以及想像平靜且正向的影像，幫助患者放輕鬆，讓心臟與大腦同時穩定下來。心臟會準確地反映出大腦的活動。而心臟能量療法結合了生物學與高科技，能讓身體學著自我調節。一段時間後，患者便控制自己的心跳與腦波狀態，身體也會分泌出會幸福荷爾蒙。

嘗試下列步驟來調節心跳速率

戒菸

抽菸是心臟病的主要風險因子，不論是每天抽還是偶爾抽。菸草所釋出的化學物質會傷害血液細胞、心臟和血管。血小板也會更容易堆積在受損的動脈與靜脈中，使帶氧血液無法流向各個器官。若加入其他風險因子，如膽固醇超標、高血壓以及體重過重，癮君子的心臟病風險就更高了。如果你戒菸又困難，請及早就醫。

最有效的戒菸方式，就是了解自己的生命脈絡，並且讓抽菸的門檻提高。先從深入你的內在對話開始。問問自己，每天最期待何時抽菸？哪些時刻非抽菸不可？戒菸的過程中，哪些時間點最難熬？戒菸的動機有多強？思考這些問題時，大腦就會開始試著保持清醒。諮商、尼古丁替代療法都對戒菸有幫助。

地中海飲食法

心臟、心靈和大腦三者緊密相連。為了照顧好心臟，整體的健康也要提升，而生活型態就是關鍵。一定要少吃加工類的食品與精緻澱粉，糖與鹽都不能加太多，煙燻肉品更是大忌。這些食材會增加你罹患高血壓與糖尿病的風險，而煙燻與醃漬肉品則含有致癌物硝酸鹽。

對心臟健康有益的飲食應該含有大量的纖維質、omega-3脂肪酸、天然的脂肪以及蛋白質，也就是說肉類、奶類以及蛋白質來源必須是草飼、自由放養的家畜，且未施打抗生素與類固醇。新鮮的野生鮭魚與海鮮應為日常必備食材。堅果、種籽類食物以及良好的油品與脂肪也很重要。享用沙拉與生食時，可以淋上特級冷壓橄欖油，高溫烹煮與烘烤食物時使用葡萄籽油或椰子油。當季莓果也很健康，糖分高的水果就酌量攝取一點。精緻碳水化合物（麵包與甜食）少吃。基本上，你自己能決定要把什麼放入嘴裡，盡可能一週有六天都維持健康飲食。如果對許多過敏，不妨試試5R腸道方案。

至於酒類，一天頂多一杯，並且避免參加飲酒作樂的場合。咖啡一天也不要超過兩杯。定期檢查你的血壓與血糖含量，才能常保心臟健康。

運動第一

進行三十分鐘規律的有氧運動，富含氧氣的血液就會被送到心臟，新細胞能長得多，受損的細胞也能復原。此外，運動能培養心臟的韌性，以防止心臟病的襲擊，還可以抗老化。你能因此維持健康的體重，並且避免如高血壓、膽固醇過高以及第二型糖尿病，而這些疾病都可能導致心臟病。

安心睡滿七到九個小時

睡眠品質不好，心情和情緒就會變差。時時刻刻都提不起精神，就會忍不住想吃高熱量的食物，更不想去運動。這些不好的生活習慣會增加生活的壓力，進而使血壓飆高、心情跌到谷底，罹患肥胖症與心臟病的風險也更高了。

心臟病是國安問題

心血管疾病在美國不分男女都是主要的致死病因。各國情況也是如此。在二〇一七年，美國有百分之二十三點五的人死於心血管相關疾病。[16] 由此可知，要增加自己的預期壽命，最好的辦法就是維持心臟健康。受過鍛鍊且健康的心臟才能有率運作，身體處於休息狀態時，心跳速率也比較慢。也就是說，別讓心臟二十四小時趕工，否則它也會積勞成疾。

心臟健康，我們會更有活力，更有體力去運動，心情也會更愉悅。我們還能因此維持適當的體重以及良好的生活作息，肥胖症、第二型糖尿病以及癌症就比較不會上門。除此之外，憂鬱與焦慮的情緒也會少一點，大腦也會更健康！

結論

心臟病的根本肇因有很多，包括基因、病史以及生活型態等。從整合醫學的角度來看，情緒穩定的人比較健康，也更長壽，三者有連動的關係，因為心臟與大腦時時刻刻都在互相傳遞訊息。

所有人都必須面對死亡，得承受疾病與孤獨的折磨，也都害怕被拒絕以及失敗。若心靈一直無法平靜下來，這些恐懼感會傳送到大腦，使腎上腺素與皮質醇不斷分泌，進而產生壓力反應。你每天都有這些情緒的話，壓力反應就會成為你的個性與習慣，彷彿你生下就是如此。因此，光靠藥物去治療心血管疾病還不夠，還得照顧自己的心靈。正念冥想與深呼吸有助於減慢心跳、促進血液循環，還能夠降血壓。唯有培養出正向的心態，保持心情穩定，心臟才有可能變得更健康。

第7章

人生百歲、床睡五十

睡眠是黃金鍊，將我們的身體與健康連結在一起。

——英國劇作家德克（Thomas Dekker）

自我評估

有良好的睡眠才有健康與幸福。睡眠品質不佳的人專注力與生產力都比較差，也很容易生病。人們經常採用有風險的方法，只為了換得一夜好眠。請問你是否有以下狀況：

❖ 上床睡覺前會擔心等等睡不著。

❖ 難以入眠。

❖ 半夜醒來就很難再入睡。
❖ 睡眠時間不固定。
❖ 有嚴重的打鼾問題。
❖ 鬧鐘鈴響一次便會醒來。
❖ 為了上班保持清醒，每天至少喝兩杯咖啡。
❖ 每天至少喝兩杯酒。
❖ 食量不多腰圍卻不斷增加。
❖ 常服用藥物治療如充血性鼻炎等鼻塞問題。
❖ 上床睡覺前習慣查看手機與電子郵件。

在美國，失眠像是榮譽徽章一樣，有些公司希望員工每週工作時數累積到八十小時。有抱負心、想要追求高成就的社會新鮮人，也會把這當作一般標準。他們以為成功就要犧牲睡眠。這種心態已經擴散，許多需要輪班以及得承受高壓力的勞工無不如此要求自己。

在北美地區的醫院，實習醫師與住院醫師經常一口氣輪值三個晚上的夜班，總計三十六個小時，緊接著兩個八小時的白班。目前住院醫師規定已經改變，連三個晚上的夜班總計不能超過二十四個小時，主管機關意識到，醫師太疲倦的話，就很容易造成醫療疏失。輪班太多天，睡眠作息被打亂，所以許多醫師與醫學院學生都過勞。資深醫師認為這是行醫的必經之路，付出努力才能有所成就。

然而，睡眠不足不會增加獲得成功的機會。相反地，疲倦會讓人生病、心情憂鬱以及失去專注力，還會使人變胖並加速老化過程。有好的睡眠，身體就能獲得修復，以維持在最佳的健康狀態。生活作息混亂的話，身體各方面都會出問題。睡眠不足跟慢性壓力和焦慮脫不了關係，更可能讓你罹患憂鬱症和阿茲海默症。因此，了解健康睡眠的重要性，找出好睡的方法，就有助於我們恢復能量、活力與記憶力。

睡眠時身體除了休息，也在排毒

身體有內建的睡眠週期。對大多數人來說，六到八小時的夜間睡眠以及十六到十八小時的日間清醒時間是最理想的。大自然幫我們決定好什麼時間該睡覺、什麼時間該清醒，它被稱為晝夜節律（圖7.1）。這幾種因素會調節人的作息：日光、荷爾蒙、進食時間、活動量以及壓力因子。它就像是個內建的時鐘，有助於細胞、腺體與組織的正常運作，而且完全不需要刻意去校準。這種生理時鐘並非人類所專有，其他動物與植物也有。從演化史來看，有能力預測環境變化的物種比較厲害。

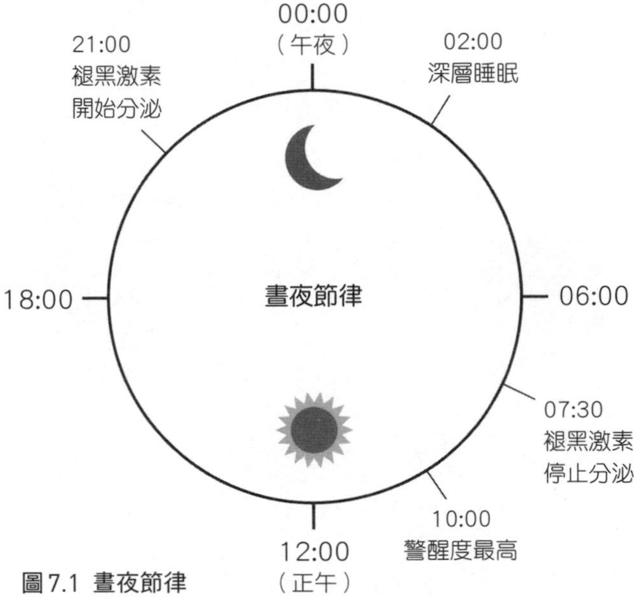

圖 7.1 晝夜節律

生理時鐘位於下視丘內部的視交叉上核。這個組織左右大腦半球各有一個，就像針頭那麼大而已，裡面卻包含兩萬個神經元，後者的作息時間是二十三點五到二十四點五個小時，它們會同步一起工作。

生理時鐘每天都按時運轉，是有賴於視交叉上核去接收外在信號（圖 7.2）。人接觸到陽光，視網膜裡面的感光細胞會刺激視神經，接著啟動視交叉上核。白天與黑夜按時交替，早晚的氣溫也有規律變化，所以我們各種作息的時間都差不多，身體的運作才會穩

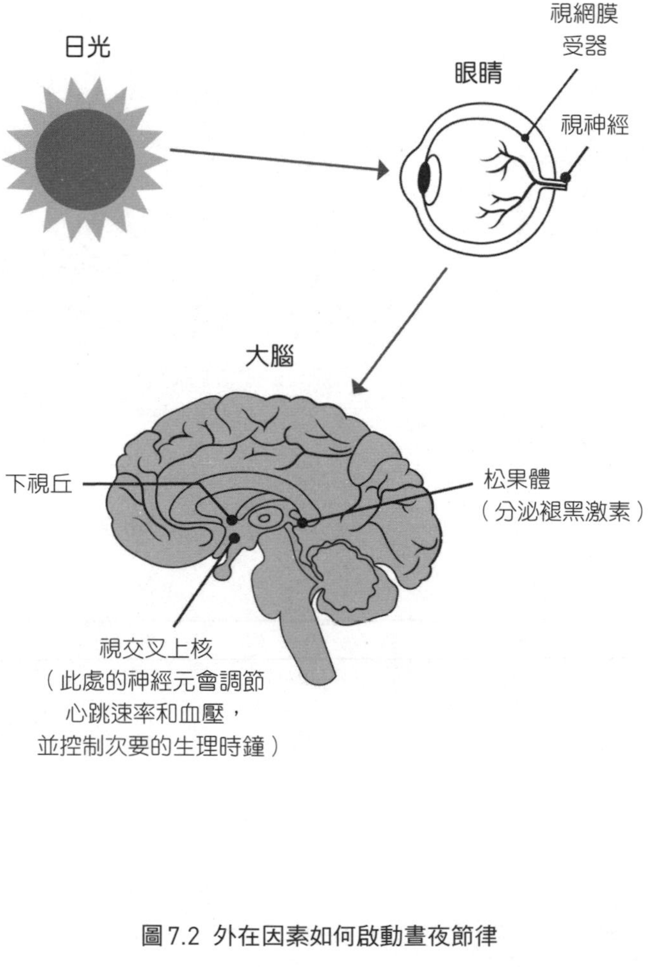

圖 7.2 外在因素如何啟動晝夜節律

定。心臟、肺部以及腸道等器官的生理時鐘也會跟視交叉上核互動。在我們六個月大時，就會開始有較規律的作息方式。早起的是「晨型人」，晚睡的則是「夜貓子」，但他們跟一般人的作息還是大部分會有交集。

視交叉上核會傳遞訊號給大腦的某些部位，以調節生理時鐘、體溫以及荷爾蒙分泌。舉例來說，褪黑激素是由松果體分泌出的荷爾蒙，它會令人產生睡意並且降低體溫。每天到了傍晚、天色變暗時，褪黑激素的分泌量會升高，人就會想睡覺。天亮時，褪黑激素停止分泌，人就會醒來，此外如皮質醇、泌乳激素以及甲狀腺素也會刺激身體醒來。

除了自然的規律變化，體內也有生理時鐘，用以提醒自己，在運作一段時間之後需要睡眠。保持清醒的時間越長，想睡的欲望就更強烈，一閉眼就睡著。相對地，睡得越久，身體的睡眠訊號就越少，沒多久就會清醒過來。白天醒著的時候，視交叉上核會不斷傳送脈衝給大腦皮層，讓我們保持清醒而不會有疲倦感。然而到了傍晚時分，身心放鬆下來，轉而分泌出褪黑激素。只要睡意活動力還要強烈，身心就會放鬆並準備睡覺。

睡眠是身體休息的時間。也是組織治療與修復的時間。在睡眠期間，腦下垂體會釋放出組織修復所需要的生長荷爾蒙。它也會分泌出泌乳激素，有助於調節新陳代謝、分泌乳汁與增強免疫力。催產素從下視丘裡分泌出來，它與分娩有關。入睡五小時後，催產素的分泌量最高，它能穩定我們的情緒，讓我們做好夢，行為舉止不暴走。大腦甚至會分泌出一種荷爾蒙，讓我們睡一整夜而不需要排尿。身體有充足的睡眠，這些荷爾蒙就能正常運作，更能激發像脫氫表雄酮（DHEA）這種抗老回春的荷爾蒙。

睡眠時，大腦也在清除毒素。各腦細胞的空間會變大，讓腦脊髓液清洗大腦與脊髓，帶走可能導致發炎的微小顆粒。[1]也就是說，大腦在睡眠期間也相當忙碌。

睡眠的四個階段

在一九五〇年代，美國睡眠專家阿瑟林斯基（Eugene Aserinsky）發表了革命性的研究。[2]透過腦電圖，他驚訝地發現，腦部活動在某個睡眠階段很活躍，亦即現今廣為人知的快速動眼期（REM）。他進一步研究後，歸納出兩種主要的睡眠型態。第一是「非快速動眼期」，亦即熟睡狀態；第二是快速動眼期睡眠，此時我們的夢境會變清晰。

睡眠有許多階段，就像洗衣機的自動流程一樣。而你的身體就像是待洗的衣物，要一關接一關才能洗淨。如果你中途按暫停，衣物就不會洗得很乾淨。同樣地，太快中斷睡眠，身體便無法獲得完整的休息。睡眠共分為一輪四個階段，一個晚上下來，會進行四到五輪。

第一階段的非快速動眼期，是五到十分鐘的淺度睡眠。這是整個睡眠流程的起點。有睡眠障礙的人，這階段會維持比較久。這時腦波還很活躍，只比清醒時慢一點，科學家稱之為賽塔（theta）腦波。心跳速率、呼吸、眼球運動都會減慢，肌肉也會放鬆，偶爾抽動一下。

第二階段的非快速動眼期，也是淺度睡眠。腦波活動變得有規律，而人不會意識到周圍的環境。它會持續大約二十分鐘。身體溫度降低，心跳速率更慢。呼吸變慢且有規律。依據美國國家睡眠基金會（National Sleep Foundation）研究，我們有百分之五十到七十五的睡眠時間都屬於這個階段。[3]

在第三階段的非快速動眼期，身體進入最深層、最充分的休息狀態；恢復健康就看此時。腦波活動變得深沉且緩慢，身體不再回應周圍的噪音與活動。肌肉放鬆、血壓下降、呼吸緩慢……有些人這時會夢遊或是尿床。身體不斷分泌出生長荷爾蒙。此階段順利的話，醒來時我們的精神會更好。

最後進入快速動眼期，此時大腦處於最活躍的狀態，從腦波活動來看，跟清醒時沒什麼差別。百分之二十的睡眠時間都屬於這個階段。眼球快速轉動、呼吸加速，而且自主性肌肉無法正常運作（免得你在床上演出自己的瘋狂夢境）。不過我們的眼睛、耳朵、心臟與橫膈膜依舊正常運作。在此期間，我們的體溫較低、性器官會充血，還會做清晰的夢。隨著年齡增長，快速動眼期會變短。

最後一個睡眠階段相當重要，細胞會在那時合成蛋白質以幫助我們增強記憶力，並且改善大腦裡的神經迴路連結。白天發生的事情，此時也會在夢境中以象徵的方式重現。舉例來說，有人會夢到自己跳過高聳的橋樑或是與巨大的老虎搏鬥，只是地點與時間很模糊。這時大腦的狀態近似於妄想症，神經元暴走且中斷平常的連結模式，所以情緒會有波動。

醒來之後，大腦的意識層面才會試著拼湊夢境，並對其賦予意義。雖然在非快速動眼期我們也會做夢，尤其是第二階段，但只有在最後這個階段，我們才會看到無法想像之事物，並深深受其影響。換言之，清醒時由大腦前額葉皮層所控制住的心理衝動，會在這時宣洩出來。雖然如此，許多人醒來後還是記不得夢到什麼。

壓力荷爾蒙會造成睡眠障礙

科學研究已經證實，睡眠就像食物、飲水與運動一樣，健康相當重要。[4]然而，你上一次一夜好眠是什麼時候？起床時會覺得恢復精神嗎？對大多數現代人而言，已經很久沒這種體驗了。學齡期兒童每晚大約需要九個半小時的睡眠，成年人則需要六到八小時，但研究顯示，現代人每晚都睡不到六小時。睡眠品質與時間一樣重要，但有睡眠障礙的人兩者都沒有。

壓力

睡眠障礙與偶發性失眠不同。我們偶爾會失眠，比如睡前吃宵夜或喝太多水，或是想到明天早上有一場重要的會議。但當失眠變成常態，就會發展成睡眠障礙。皮質醇與腎上腺素會刺激各個身體系統，並且擾亂我們的晝夜節律與生理時鐘。這時大腦以為接收到某項行動指令，接著分泌出其他荷爾蒙，讓身心進入警戒狀態。

皮質醇是生命不可或缺的元素，不過它出場的時機與場合要對。夜間熟睡時，皮質醇濃度會緩緩升高，在起床時剛好達到高峰，所以我們才會精神煥發。高濃度的皮質醇再加上腎上腺素，就等於是在搖醒身體。但是，長期處在壓力下，精神過於緊張，壓力荷爾蒙就不會降下來，所以我們才會在凌晨三點突然醒來，再也睡不著；而身邊的人都還處在快速動眼期中。

同事間的緊張關係、摯愛過世、夫妻吵架或者是過度擔心，都會引發焦慮，令你晚上怎樣也睡不著。並非所有的睡眠問題都與壓力有關。經常要出國洽公的人生理時鐘就很亂，而輪班工作者的身體完全搞不清楚現在是「夜晚」還是「白天」。而且，自從電燈發明後，人類的「白天」越來越長，身體感覺不到夜晚來臨，生理時鐘就更加失調。尤其是來自3C產品的藍光，會阻礙褪黑激素的分泌。因為光線照進眼球後方的視網膜，應該發生在早晨，它會對大腦傳遞打起精神的訊號，身體就不再分泌褪黑激素。

難以入睡的人總是覺得，只要躺在床上半睡半醒，就算沒睡著，也能獲得應有的睡眠量，健康也不會受影響。他們還認為，這樣就可以補足前幾天沒睡的時數。大腦本來就能自己決定要延長睡眠時間或延後睡眠，而花時間躺在床上不睡覺，並不能彌補睡不好的那些時日。長期睡眠作息不正常，皮質醇就會在晚上大量分泌，導致我們整夜意識清楚睡不著。身體在錯誤的時間與地點分泌過量的皮質醇，將來就可能罹患肥胖症、糖尿病與高血壓。

皮質醇與慢性疼痛都會干擾睡眠。疼痛、焦慮與失眠三者彷彿好兄弟一樣，總是輪流出現。患者多年來備受折磨，卻怎樣也醫不好。疼痛感與焦慮感的神經傳導路徑一樣，並會引發壓力荷爾蒙的分泌，進而導致失眠。睡眠不足的人沒察覺到問題的嚴重性，就會引起更多的疼痛感與焦慮感，變成三位一體的惡性循環。

我的故事

發生車禍後，多年的慢性疼痛糾纏我好幾年，我不曾好好睡一覺，身體便無法自我修復。疼痛令人焦慮，而焦慮又加強疼痛的感覺，我的身心過度緊繃，所以才會失眠。而失眠也會加強疼痛的感覺。疼痛、焦慮與失眠的惡性循環隨即衍生出許多複雜難解的症狀。服用安眠藥只是治標，尋找疼痛的根本肇因才是治本。

針灸、按摩以及藥物可以緩解我身體的疼痛，但開始練習冥想與腹式呼吸，我才得到較佳的睡眠品質。我還練習伸展，試著收縮與放鬆肌肉，躺到床上時，身體便不再感到那麼僵硬。專注默念某個字詞，大腦就會轉移注意力，不再發送疼痛訊號。

我運用心靈的力量去創造出「美好的感覺」。我預想自己完全不再疼痛的樣子，努力朝向那個目標邁進。這就是BMW自療法。不需要大量的藥物，就可以改善我的慢性疼痛以及睡眠問題！心靈、大腦與身體共同合作，就會分泌出較多的腦內啡（天然的止痛藥）、血清素（抗憂鬱以及抗焦慮的荷爾蒙）與褪黑激素（天然的安眠藥）。

睡眠品質有改善，身體便能開始自我修復。皮質醇不再於我的身體裡大量流竄，所以我對疼痛的敏感度降低了，身體與大腦都比較能放鬆，而睡眠時數與品質都變得正常了。

常見的睡眠障礙

睡眠不足會增加壓力，進而帶來焦慮。以下幾種睡眠障礙很常見，皆導因這三者的惡性循環。

睡眠不足與失眠

在各種外在影響下，例如準備考試、照顧新生兒、工作繁忙、噪音或光線太亮，就會導致睡眠不足，因為你找不到能入睡的時間。失眠指的是，儘管擁有許多休息時間，但卻無法得到優良的睡眠品質。[6]失眠可以分為三種：難以入睡、難以睡得久以及太早醒來。若不及早治療，失眠可能會變嚴重，甚至成為長期的困擾。有些人就是這樣，總是睡不著，睡著了又馬上醒來。

大約三分之一的成人與兒童有失眠問題，而大多數的患者都未獲得適當的治療，也沒有被診斷出來。[7]這個現象令人不安，尤其因為兒童的大腦正在發展中，所以對各種刺激非常敏感。失眠的起因包括服用咖啡、酒類或藥物等刺激大腦的食品，或者是患有某些症狀，如睡眠呼吸中止症或不寧腿症候群。而研究人員已經證明，來自手機螢幕的輻射線與光線會導致失眠。[8]

年齡也會影響到睡眠品質。嬰兒大多數時間都在睡覺，才能好好長大。而青少年也花許多時間在睡覺，尤其進入叛逆的青春期時。到了四十歲，睡眠週期會變短且較易受到打擾。五十歲過後，失眠的次數逐漸攀升，隨著年紀增長而繼續升高。現代人依舊需要六到八小時的睡眠，但深層深眠不足，快速動眼期的時數也減少了。

失眠的人大約有百分之五十是心理因素造成的。[9]相關研究顯示，除了工作太多、滑手機上癮、帶小孩、慢性疼痛、飲食不當、濫用藥物與飲酒外，最普遍的失眠因素是壓力。憂鬱、焦慮等精神問題都會導致失眠。有人想要睡覺卻睡不著，光想到床鋪就會焦慮，並害怕身體無法獲得充分的休息。壓力與失眠的關係值得深入研究。壓力會導致睡眠不足，進而衍生各種身體與心理的問題，如體重過重或憂鬱症。

阻塞型睡眠呼吸中止症

大約有九千萬個美國人會打鼾，而這是最常見的睡眠中斷原因。[10]打鼾太大聲，是因為喘不過氣或暫時停止呼吸（有時常達六十秒之久）。這類問題大多是阻塞型睡眠呼吸中止症所引起的，要趕緊就醫。這類患者有肥胖症或遺傳性的口部與呼吸道問題，才會導致呼吸道阻塞。呼吸不順暢，血液中的含氧量就會降至非常低，大腦就會突然清醒，於是中斷了正常的睡眠週期。如果這種情況時常發生，人就會變得疲倦、白天想睡覺，工作表現就變差。這類患者若還有其他慢性疾病，那就很可能出現高血壓的問題。持續性呼吸道正壓呼吸器相當有效，可以維持呼吸道暢通，幫助患者找回充足的睡眠。

不寧腿症候群

在晚上想休息、放輕鬆時，四肢總是忍不住想亂動，或雙腿感到刺痛、發癢，那可能就患有不寧腿症候群。在北美與歐洲大約有百分之十的人患有這種神經系統性疾病，而且年紀越大的人越多。有些人將此症歸因於大腦的鐵質濃度過低，其他人則認為是多巴胺失衡造成的；也有人認為這是遺傳問題。[11]患者若感到焦慮、心情受到打擊，症狀會變得更加嚴重。飲酒也會觸發不寧腿症候群。治療方式包含冥想、管控壓力與避免飲酒，嚴重的話就要服用處方藥物。

睡眠障礙所導致的健康問題

疲倦

失眠的患者老是在問：「為什麼我這麼累？」當然，沒睡飽的人總得自己「快死掉了」、「完全沒有活力」。除了失眠，疲倦也可能是因為體力和心情不好。午睡起來或半夜驚醒時，也會覺得疲倦。生活沒有能量與動力，有時是因為甲狀腺濃度偏低或貧血，或者是患有糖尿病、心臟病與慢性阻塞性肺病（COPD）。服用感冒藥與鼻炎藥劑也會令人疲倦。

疲倦也是慢性壓力所造成的。運動不足、飲酒過量、飲食不均衡、不斷到外地出差以及輪班工作等，都會造成慢性疲勞，進而引起睡眠障礙。邊緣系統過度活躍的話，睡眠週期就會被打亂，疼痛的敏感度會提高。此外，刺激性的神經傳導物質也會變多，大腦在夜間受太多刺激，你在白天就會感到睏倦。

疲倦感與壓力有關，最好及早就醫，請醫師檢查你的皮質醇濃度、晝夜節律以及腎上腺等狀況。慢性壓力會不斷刺激你分泌腎上腺素，啟動戰或逃的反應。身體持續高速運轉，你就很容易感到疲倦。

荷爾蒙波動

睡眠品質有問題的話，性荷爾蒙也會分泌不足，並且又回過頭來影響睡眠。皮質醇是妨礙睡眠的最大元兇，它在身體內到處流竄時，就會影響其他荷爾蒙的流量，導致後者無法到達預定的目的地。這方面的問題在男性與女性身上有些微不同。

男性大多在夜晚分泌睪固酮，至少需要三小時的睡眠，其分泌量才能達到高峰。因此，長時間的睡眠不足，男性體內的睪固酮含量就會降低，而隨著年紀漸增，健康狀況就會變差：體力不好、性欲減低、注意力衰退以及疲備不堪。[12]睪固酮濃度太低，體脂肪就容易堆積，肌肉會變少，骨質密度會降低，最後令你情緒消沉。

對女性來說，荷爾蒙波動會對睡眠造成巨大的影響。在經期即將到來之前，黃體素濃度會下降，快速動眼期就會減少。而經前症候群所造成的劇烈荷爾蒙變動，會減少褪黑激素的分泌量，導致睡眠品質不好。相較之下，許多懷孕的女性會有嗜睡症（過度睡眠），睡眠時間變長但還是很疲倦，這是因為黃體素濃度增高，尤其是在懷孕期的前三個月。

多年來，我治療過許多更年期女性，她們都受睡眠障礙所苦。睡覺時發生熱潮紅或盜汗，體溫就會升高，睡眠週期便被打亂。處於生育年齡的女性，若工作壓力太大，過量的皮質醇霸佔了荷爾蒙的傳遞路徑，而使正常排卵所需要的黃體素無法順利流通，就會導致停經。在醫師的許可下，你可以服用黃體素膠囊，它有助於改善睡眠、減少疲倦感、提高專注力，還能讓心情變好。

案例研究：莎拉

莎拉是一名學校老師，她來看診時，抱怨自己睡眠不足，所以常常對先生及學生亂發脾氣。下班她開車返家時，常常感到昏昏欲睡，很擔心會出車禍。她說，自己從小就有失眠問題。這幾年來，睡眠障礙更嚴重了，總是睡一下就醒來，有時根本睡不著。她習慣服用抗過敏藥物，睡前會喝兩到三杯紅酒，試著讓自己輕鬆。

我先給她一份跟睡眠有關的衛教資料，並請她記錄下每天的睡眠狀況。我教她運用腹式呼吸以及冥想去放鬆身心，並勸她不要再喝酒。

六週後她回來複診，她說自己每天都有練習冥想與呼吸法，晚上絕不喝酒，也不再服用抗過敏的藥物。她感到心情放鬆很多，唯有在經期到來之前，更容易失眠，脾氣也更暴躁。以她的年紀來看，這些症狀之所以會出現，我猜可能她可能進入「環更年期」。我檢驗她的荷爾蒙濃度後，果不其然：她的黃體素濃度很低。

三個月後，再次回診時，她說現在定期服用黃體素膠囊，她的心情平靜多了，經前症候群也沒那麼嚴重了。她每天都很期待睡覺的時刻。我找到她失眠的根本原因了。口服黃體素，再加上練習冥想與呼吸法，她終於能夠睡個好覺了！她還在課堂上跟學生分享腹式呼吸法的好處，讓他們試著調節青春期躁動的情緒。

體重增加與肥胖症

在皮質醇的作用下，身體會分解脂肪細胞，讓它們進到血流中補充能量，以準備戰鬥或逃跑。運動才能燃燒這些脂肪細胞，否則皮質醇便會指示身體，把這些細胞儲存在腹部周圍。壓力會改變荷爾蒙的濃度，令人感到飢餓或飽足。因此，體重增加的元兇就是壓力。

飢餓素與瘦素有助於調節食欲，前者讓你有飢餓感，後者讓你有飽足感。身體能量有所消長，你才能攝取足夠的食物。飢餓素由胃部的內襯所分泌，而睡眠不足會增加其分泌量，無怪乎睡不飽的人隨時都感到肚子餓，對碳水化合物的渴望也會提高。脂肪細胞在夜晚會大量分泌瘦素，而睡眠不足會降低其分泌量。因此睡不飽就會吃進過量的食物，因為瘦素太少，難以出現飽足感。皮質醇過量，也會影響瘦素與飢餓素的平衡。睡眠障礙就是這麼可怕，體重增加以及肥胖症就是這樣來的。

與肥胖症最有關的荷爾蒙是胰島素。每一次吃東西時，胰臟就會分泌出胰島素以促進新陳代謝。碳水化合物與過量的蛋白質會分解成葡萄糖，而在胰島素的作用下，這些葡萄糖會儲存在肝臟，以提供當前需要的能量；或是儲存在脂肪細胞中，準備在未來使用。正常的睡眠有助於提升胰島素敏感度，所以身體不需要太多胰島素便能有效地把食物轉換成能量。長期睡眠不足就會增加胰島素阻抗，而這會導致肥胖症以及第二型糖尿病。如今，研究人員已經判定，胰島素阻抗就是體重增加的主因，尤其是在腹部周圍產生脂肪囤積。因此，要保持良好體態，適當的睡眠相當重要。

情緒低落、學習力變差

睡得不好那一晚，醒來後脾氣會變差，還會覺得疲憊而茫然，甚至會有起床氣。這一切都是皮質醇害的，它改變了神經傳導物質的平衡，所以我們的心情、清醒度、專注力以及睡眠品質都會變差。理想的話，皮質醇濃度在早晨達到高峰，一起床就會精神抖擻、神智清楚、感覺到活力。德國研究人員發現，有充足睡眠的人，學習力比較好。[13]專家還發現，睡眠可維持腦內的化學平衡，並促進大腦的神經可塑性，神經元比較能去適應外在的新環境。

大腦某些區域對於睡眠不足更為敏感，所以失眠患者的反應會變慢，注意力變差。此外，他們的記憶力也不好，所以包括思考在內等認知能力也受損。有良好的睡眠品質，思考時才能發揮創意。許多科學家都在睡覺時想到驚人的點子！所以說，充足的睡眠讓人更聰明！

免疫系統受損

睡眠不足會傷害免疫系統。T細胞在血液中四處飄浮，尋找受損的組織和陌生侵入者。在睡眠初期，此細胞的濃度會達到高峰，並且增進身體基本的免疫能力。下一章會談到，睡眠不足會造成免疫系統失衡，讓身體更容易感染病毒。

如何培養健康的睡眠習慣

記憶枕頭、淺色床單、環境音樂、芳香精油以及保健藥品……市場上有各式各樣的商品來幫助人們獲得一夜好眠。你甚至可以聘雇一位睡眠教練！在二〇一五年，美國人花了四百一十億美金買助眠商品、接受治療，這數字還不包括自行去藥局購買的藥物。專家估計，到了二〇二〇年，相關花費會攀升到五百二十億美金。事實上，心靈才是最強有力的助眠藥，而且不需要花到你一毛錢。

偶爾失眠很正常。許多患者需要旅外出差或是輪班，就得重新調整作息，而且一開始會睡不好。不過常常這樣轉換的話，健康就很容易出問題。

專家已經證實，有睡眠障礙的人，也會有一些負面的心態與觀念，甚至本身患有焦慮症。大多數人都有自己獨特的睡眠條件，缺一兩項的話就會睡不好。有些人從小就很難入眠，輕易就會被壓力搞得心煩意亂，很快就有失眠問題。他們得化解那個壓力，才能再次好好入眠。各種負面心態，例如「睡覺很浪費時間」、「只睡四小時就可以起床工作」，其實會破壞睡眠品質。我們得學習各種技巧，好讓身體獲得平靜。在睡前放慢腦波活動，培養正面的心態，維持良好的作息，晚上就會睡得又香又安穩。

放鬆技巧百百款

到了就寢時間，神經系統應該進入休息與消化模式，所以可以進行一些放鬆儀式。洗個熱水澡、閱讀詩集或聆聽療癒音樂，就可以減慢大腦的運作速度，並且放鬆肌肉。壓力會破壞睡眠的品質，所以要多練習放鬆技巧，例如腹式呼吸法、正念冥想等。

睡眠催眠相當有效，患者透過它能改變自己的潛意識。入睡時，人就好像被催眠，意識狀態會有所轉變。在第一階段的睡眠期，想像一些療癒的畫面和圖像，就有助於入眠。運用所有的感官，想像自己進入深沉、平靜的安穩狀態。心靈的專長就是想像。一開始，先觀察自己肌肉有沒有放鬆，並試著暗示它們休息。逐漸有睡意時，想像自己身體完全陷入床墊，然後告訴自己今晚會睡好睡滿。運用感官去創造各種令人放鬆的畫面，就能獲得一夜好眠，帶著滿滿的能量與活力醒過來。

引導自己想像各種畫面與場景，就能走入潛意識的世界，清理一些沒來由的負面想法，重新獲得主控權，以指引自己去做有益的行為。這項技巧好處多多，各式各樣的患者都能為自己量身定做專屬的療法。加拿大的兒童心理學家庫特納（Leora Kuttner）也運用這項技巧去幫助青少年轉移注意力，以度過痛苦的骨髓移植手術。這樣一來，他們就不用依賴大量的藥物去緩解疼痛。在她的指導下，有些患者會想像針頭正在將美麗的金黃色療癒液體注入自己的身體，又好像小精靈一樣吃光所有的癌細胞。許多職業運動員也運用這項技巧去想像自己贏得比賽的樣子，逼真到能感受到獎牌掛在脖子上的重量，並且聽到群眾的歡呼吶喊聲。同樣地，上床就寢時，可以想像自己處在深沉、平靜的睡眠狀態之中。

先安靜地躺下來。想像你自己漂浮在晴朗寧靜的湖面上，輕鬆地望著平靜的藍天，而平緩的波浪輕柔地拍打著你。運用每一個感官，想像光線、聲音、氣味以及其他細膩的感受。或者想像自己沿著柔軟的沙灘漫步，踩著細緻又輕柔的海砂；溫暖的海風輕輕吹拂頭髮，落日餘暉和煦地映照著臉龐。不論是哪種場景，只要讓你感覺平靜，讓你自己沉醉於其中就好。

如果你無法順利想像這些畫面，試試my Sleep Button這款手機APP，在它的幫助下，每隔幾秒你心中就會出現各種靜物的影像（一支筆或一台車子）。為了練習冥想，我建議使用Headspace、Buddhify或Insight Time等手機APP。最新的研究也證實，聲波科技對睡眠有幫助。[15]雙耳波差（Binaural beats）是一種聲音檔，聆聽者雙耳聽到不一樣頻率的聲音，但大腦會自動統合成一個音訊，其頻率介於左右耳聽到的聲音。科學家播放不同頻率的聲音，就能刺激大腦的反應。進行睡眠療法時，患者會分別收聽四種頻率的雙耳波差，以四個大腦的睡眠區塊。

使用影像與聲音類的手機APP前，記得調低螢幕亮度，以免光線太刺激；戴上耳機，以免外界干擾。記得獨自練習就好。至少進行二十一天，才能建立起新的睡眠神經路徑，身體才會受到制約。成功的話，就能睡得深沉且平靜。

其他有助於睡眠的新方案

創造好的睡眠空間

光線、聲音都會干擾睡眠，有好的環境，才有好的睡眠品質。如果必須在吵雜的空間裡睡覺，那最好戴上眼罩與耳塞。上床睡覺時，手機最好放在另一個房間，不要放在床頭櫃上。朋友、家人與同事應該記住，你不是二十四小時客服專線，不需要即時回覆訊息。記得不斷對自己說：「你不欠任何人。」

改善睡眠空間的關鍵在於，各項條件要符合你的個人需求。設計個人的生活儀式，設法讓自己平靜下來，就能創造出良好的睡眠環境。重新布置臥室也是不錯的主意。電腦不要放在臥房，讓寵物或孩子自己睡。蠟燭、線香與古典樂都能讓你放鬆。換上記憶枕頭或舒爽的亞麻布床單也不錯。

總之，上床睡覺時，會讓你感到放鬆的事情都試試看。菸品、咖啡與酒類最好戒除，努力改變日常習慣，就能改善睡眠。服用藥物時也要多留意成分，有些感冒藥含有偽麻黃鹼，會刺激中樞神經系統、擾亂睡眠作息。最後，睡前不妨做點伸展運動，以暗示身體該休息了。

與失眠有關的認知行為療法：睡不著就別躺在床上

精神科醫師卡梅（Rob Comey）專門治療睡眠障礙，我會把患者轉診到他那邊。他強調，認知行為療法（CBT）值得一試，諸如焦慮症、憂鬱症、恐懼症以及成癮症，都能有效緩解。透過失眠的認知行為療法（CBT－I），患者能找出造成失眠的信念並且加以改變。焦慮與恐懼感讓你睡不著，那更要接受認知行為療法。重新建構觀念、消除錯誤的信念，才能安心入睡，不再莫名地擔憂未來。

去睡眠中心看診時，醫師會讓你戴上生物回饋裝置，以隨時記錄你的日常活動，找出會影響睡眠的生活模式。透過失眠的認知行為療法，你就能培養良好的作息，戒除掉有礙睡眠的壞習慣。依據你的處境，治療師會調整治療方案。睡眠問題若非常嚴重，治療師會建議你採用以下更細緻的認知行為療法。

刺激控制療法（CST）包含一套訓練課程，讓你的身心記住床與睡眠的連結，而不會聯想到清醒、擔憂、恐懼、挫折與焦慮等等阻礙因素。稍微調整一下臥室擺設，就能移除干擾睡眠的因素。換上柔和的燈泡、空調轉到舒適的溫度、加裝隔音窗、把電視機搬出臥室等，都很有幫助。午睡時不要睡太久，想睡覺的時候才上床，並設定固定的起床時間。最重要的是，床只能用來睡覺與進行性行為，不要躺在上面使用平板電腦或滑手機。睡不著的話，就起床去做一些靜態的事情，如看書或做伸展運動。一開始你會花很多時間在臥房閒晃，但上床的時間都用來睡覺。這些做法都是為了讓你更加意識到床與睡眠的連結。

睡眠限制療法（SRT）也有一套訓練課程。同樣也是為了讓你的身心記住床與睡眠的連結，而不會聯想到清醒、擔憂、恐懼、挫折與焦慮等等阻礙因素。療程開始前，先設定每晚睡眠的總時數，並且確認在床上都是在睡覺。否則翻來覆去，心裡只會不斷進行負面的對話。這時就離開床鋪做別的事情，直到睡意到來，再上床完成你的睡眠時數。

以上介紹的這兩種療法，都能重新設定你的生理時鐘，讓睡覺與起床時間變正常。剛開始練習時，你晚上會有很多時間醒著，甚至造成睡眠不足，所以白天會感到更加疲倦。問題嚴重的話，還會造成夢遊等異常行為，所以才需要醫師透過儀器監控你的生理狀態。卡梅醫師強調，睡覺與起床的時間每天都要一樣；不能太早睡，而早上鬧鐘一響就要起床。睡眠品質慢慢改善後，你在床上的時間才能逐步增加。從此以後，睡覺時間一到，睡意就怎樣都趕不走，頭碰到枕頭馬上就呼呼大睡。

最後再介紹矛盾意向療法（Paradoxical Interventions），它有助於培養健康的心態，進而誘發睡意。在此，我們反其道而行，也就是保持清醒，不做任何有助於入睡的事情。擔心睡不著的話，那就專注在那個念頭上，並維持清醒狀態，直到自己想不下去。這個療法能消除不必要的擔憂。

此外，我們也可以改造內在對話的內容。平日失眠時，我們總是會躺在床上焦慮想著「遲到會被扣錢」或「工作做不完」等。拋不掉這些擔憂，就更加睡不著。因此，關鍵在於消除這些不必要的煩惱，重新設定神經連結。

失眠時，你正好可以練習正面的自我對話。千萬不要去想明天的待辦事項，這會讓你大腦更加活躍。相反地，試著對自己說：「上班的事到公司再煩惱，而且一定都會順利完成。」這句話很簡單，卻可以改變大腦的運作模式，讓你不再執著於天亮之後要做的事情。此外，有些人認為，睡眠少於四小時白天還是能打起精神工作，但真是如此嗎？不如勸勸自己：「身體希望我好好睡一覺，這樣能才時進行自我修復。」或是跟自己說：「每天至少睡七小時，以後就不用常跑醫院，能有更多時間跟家人相處。」

在醫師的監督下使用安眠藥

三分之一的美國人都說自己睡不好。在二〇〇六到二〇一一年之間，美國醫院開出的安眠藥數量，從每年四千七百萬顆增加到八千萬顆。[16]這些處方藥大多數含有苯二氮平類（benzodiazepines）等化學物質，主要作用於大腦中的γ－氨基丁酸（GABA），後者負責鎮定中樞神經系統。這類藥物無法有效治療失眠問題，因為患者使用數週後，大腦便會產生抗藥性。研究顯示，這類藥物平均每晚只會增加十二分鐘的睡眠時間，還無法增進睡眠品質。大多數的安眠藥都只能短暫解決問題，例如最常見的舒眠安膜衣錠。身心最後都會對這些藥物有依賴性，還可能成癮。長期服用的話，患者的記憶力很可能會受損。

晚上服用安眠藥的話，白天就很容易精神渙散、沒有情緒，服藥時還喝酒的話，這些副作用會持續更久。這些副作用在年長者身上更為顯著，因為他們體重較輕，新陳代謝也比較慢；而且他們服用的其他藥物可能會跟安眠藥一起造成負面效應。

年長者常抱怨，服用處方安眠藥後記憶力衰退，身體很難保持平衡，還出現暈眩感，因此很容易跌倒。事實上，有些患者停止用藥之後，失眠症狀更加嚴重，這種副作用被稱為反彈性失眠。

我們當然要解決睡眠問題，偶爾依靠安眠藥也好過長期睡眠不足。雖然醫藥科技日新月異，但最理想的安眠藥還沒問世。想要恢復正常的睡眠週期，就得承受藥物的副作用。因此我絕不建議兒童或青少年服用安眠藥。家長應該幫助孩子培養良好的生活作息，訓練孩子準時入睡和起床。成年後，他們自然就會容易入睡，也睡得安穩。家長給下一代最好的禮物，就是讓他們有安穩的睡眠習慣與品質。

對於成年人來說，安眠藥是逼不得已的解決辦法。就診時，醫師會努力幫你找出睡眠問題的成因，找出可行的治療方式，而開藥是最後的手段。如果你現在得服用安眠藥才能入睡，那麼最好慢慢減少用量，同時試著找出你問題的根本原因，並培養健康的作息。

良好的睡眠品質是萬靈丹

雖然失眠與睡眠障礙的人口不斷增加，但研究人員也不斷在探究問題的根源，並找出解法，試圖讓大家恢復正常的作息。現在我們有更多的治療選擇，也可以運用心靈的力量，去培養健康的睡眠習慣。睡得好，整體健康就能獲得改善。睡得飽，白天就更有精神，記憶力與思考等認知能力也會更好。最重要的，睡眠能降低壓力指數與身體的發炎反應，減少罹患重大疾病的風險，例如肥胖症、心臟病以及癌症。平日睡得好，心情也會更好。身體的自我修復能力有賴於睡眠，所以一定得保持健康的生活型態。

結論

在我的執業生涯中，不斷遇到有失眠問題的患者，也最不容易治好。處方藥物大多帶有一大堆的副作用。助眠產業快速發展，藥局有許多相關的藥品，還有人開發教你放鬆、冥想的手機APP。從我的治療經驗來看，想要有良好的睡眠品質，總要回歸到培養健康的心態以及作息。先建立起固定的睡眠作息，營養品吃下去才有效。有些手機APP不錯，能監控我們的睡眠狀態，還能暗示大腦放慢速度，所以有助於改善睡眠品質。我們並沒有實質數據去證實這些方法是否有效，在沒有健康風險的前提下，不妨一試。

睡眠是健康人生的必備條件。它有助於腦電波平穩、細胞修復、神經傳導物質與荷爾蒙分泌正常，所以對身體每一個系統都很重要。總是蠟燭兩頭燒，早起又熬夜，以健康換來成就，你想想值得嗎？工作表現與睡眠時間不相衝突。想要活得快樂又有活力，看起來迷人又有吸引力，那就好好睡一覺吧！

第8章 免疫系統是身體的防禦基地

身體天然的修復力就是治療疾病的最佳藥物。

——希波克拉底

自我評估

有免疫系統維持健康，我們才能夠享受人生，避免不斷被病毒感染和發炎。身體不健康，生活品質會變差，我們就無法投入喜愛的興趣以及實現個人抱負，生活無法感到放鬆和愉悅。免疫功能失調，身體就會衰弱。面對壓力時，免疫系統會特別敏感，但我們往往不知道這個關係。試問自己是否有以下症狀：

❖ 經常受到病毒或細菌感染，有肺炎、支氣管炎等問題，或是耳朵、皮膚常發炎。

❖ 身體發炎，關節有問題。

❖ 有血液方面的疾病，如血小板低下症或貧血。

❖ 消化系統有問題，如胃痙攣、食欲不振、反胃以及腹瀉。

❖ 手掌冰冷、眼睛乾澀。

❖ 經常感到疲倦。

❖ 關節僵硬、肌肉疼痛。

❖ 對許多食物過敏。

❖ 有花粉症，容易流鼻涕、眼睛乾癢以及打噴嚏。

❖ 皮膚有問題，例如濕疹或乾癬。

歷經了數百萬年，免疫系統的功能一直在演進。剛開始時它有效性，經過數千年之後，已經變成多層次、複雜、準確運作的系統。它保護我們免於受到外在環境的威脅。它全年無休，持續監控身體的狀態，搜尋危險的入侵者。我們還是新生兒的時候，它就開始保護我們。隨著我們年齡增長，它持續擴大資料庫，以判定入侵者是新威脅或舊敵人。它是危機處理中心，身體面對危險時，會第一個跳出來修復組織與細胞。

多年來，免疫系統的問題都被歸咎於各種外在因素，例如毒素或細菌感染。如今我們知道，遺傳、環境、母體免疫力、飲食方式以及壓力管控，都會影響免疫系統的健康，幸好我們能掌控這些要素。免疫系統反應過度的話，就會開始對身體造成傷害。我們有能力改善飲食內容以及修復腸道功能，只要學著管控壓力，傷害就能降到最低。

心靈狀態對免疫系統的功能有許多影響。負面想法會啟動交感神經系統，並直接傷害免疫系統。[1]壓力荷爾蒙長期分泌過量的話，腸道功能會失調。免疫系統有百分之八十都位在腸道內，而壓力大或吃不好會導致身體發炎。相較之下，副交感神經系統啟動後，免疫系統的功能會變強大。因此，比較快樂、沒壓力的人，免疫系統就通常比較健康、強壯。

隨著人類演化而不斷發展的免疫系統

免疫系統是多層次的防衛機制與網路，目的在於保護身體、殺死會造成感染的細微有機體，如細菌、病毒、寄生蟲以及其他菌類。身體相當溫暖，血液又富含營養素，所以最適合各種微生物的生長與繁殖。外來感染物於是在體內成長茁壯，並企圖破壞身體的防衛機制。數千前來，外在環境不斷改變，新的有機體一直出現，它們企圖尋找新方式，以破壞身體的防衛系統，所以免疫系統也會跟著演進。免疫系統就像一支軍隊，能抵禦外來入的侵者。

健康的免疫系統有傑出的能力去辨別出身體本有的細胞以及外來細胞。防衛機制會跟標示為友軍的分子和平相處，這稱作免疫耐受性。免疫細胞不會侵犯身體組織以及在血液中循環著的蛋白質。當免疫機制遇到帶有不明標記的細胞或有機體，就會進入攻擊模式。這個敏感的系統會將它們判定為敵軍。

免疫系統相當複雜，就連醫師與醫學院學生也常常搞不懂！心理神經免疫學（Psychoneuroimmunology）專門研究內分泌系統和免疫系統的互動關係。透過自律神經系統以及神經內分泌，大腦與免疫系統交換訊息。這兩種路徑都會產生訊號，而免疫系統則透過淋巴球等免疫細胞的受器去接收。免疫系統被啟動後會產生細胞激素，並由神經系統來接收。這種雙向的訊息傳遞系統，其關鍵的組成要素為何，接下來我會說明。

免疫力的源頭

嬰兒剛出生之時，體內就有一小支免疫軍隊以準備對付這個充滿病菌的世界。從懷孕的早期階段開始，胎兒的骨髓會製造出許多白血球細胞，它們會學著去攻擊感染源。在懷孕過程裡，尤其是在最後三個月中，母體持續透過胎盤將免疫抗體傳送給胎兒。抗體就好比是在血液中巡邏的迷你追熱飛彈，專門鎖定外來的危險物質。母親在懷孕期間會將此防禦系統傳送給胎兒，這是被動免疫，因為胎兒並非自行製造出抗體。

不論是自然生產或剖腹產，如果母親以母乳餵養，嬰兒便能夠在出生後繼續從母體獲得免疫支持。母乳所提供的被動免疫主要來自於初乳，也就是生產後剛開始分泌的乳汁，其中包含了大量的免疫細胞。在新生兒自身的白血球生產線準備好之前，初乳中的白血球細胞會幫助新生兒消滅有害細菌。母乳中含有大量抗體稱為免疫球蛋白，嬰兒的腸道靠它建立起腸內襯，以免於病菌侵害。除了抗體之外，母乳中還帶有各種化學分子，例如被稱作寡醣的糖鏈，有助於中和細菌。游離脂肪酸以及某些蛋白質也會抑制細菌與病毒在腸道內的成長。人類出生後接觸到的微生物菌叢，對於免疫系統的發展與效率將會帶來長期的影響。同樣地，以上這些物質也屬於被動免疫，因為嬰兒的免疫系統只是單純在接收抗體。而輸血也是一種被動免疫。

從生產期間到出生後沒多久，嬰兒也會透過外在資源來發展自己的免疫力。這種製造抗體以及對抗感染的能力稱作主動免疫。在自然產的嬰兒身上，主動免疫起始於接觸到母體原有的陰道與腸道細菌，嬰兒的無菌腸道便開始學習接觸外來物。這種「免疫教育」影響深遠，對嬰兒未來的健康非常重要。它會降低自體免疫疾病的發生機率，之後不會再有來自母體的抗體，所以免疫細胞必須接受訓練，學習如何保護身體。剖腹產的嬰兒沒有這種直接接觸，因此環境中的細菌就成了腸道移生的來源。

懷孕母親的心理與生理健康都會影響到胎兒。發表在《大腦、行為和免疫》期刊的研究指出，憂鬱症母親（包括產後憂鬱症）所生下來的嬰兒，前幾個月的免疫抗體會比較少。[2]在母親懷孕期間，胎兒的免疫系統會有大幅度的成長，而母體裡的壓力荷爾蒙會導致胎兒抗體較少，出生後就很容易過敏。母親產前壓力太大，胎兒的免疫系統也會功能失調，造成骨髓細胞不健康以及白血球細胞過多，發炎標記也會改變。母體的皮質醇與腎上腺素濃度會威脅到胎兒免疫系統的發展。

壓力荷爾蒙也會影響到母乳分泌。母親身體會釋放出大量的皮質醇與腎上腺素，乳汁分泌量就會減低，而且焦慮的她更無法照顧孩子。皮質醇會穿過血液進入到母乳內，嬰兒攝取後也會有嚴重的焦慮感，經常大聲哭嚎。皮質醇也會進入嬰兒的消化道，並且影響進入大腦的神經傳導物質。這些嬰兒的免疫系統負擔都很重。不過，含有皮質醇的母乳其確切影響有多大，相關研究還不多。

出生幾個月後，我們就能自行製造抗體以對抗外來的細菌與病毒。身體遇到外來抗原，例如病毒（微生物）或花生（食物），就會觸發免疫反應。身體會學著辨識它們，並且發展出相關的抗體。之後我們在環境中遇到這些病毒或細菌，身體就有能力擊退它們，讓自己越來越強壯。免疫力一輩子都會跟著我們。

身體接觸到各種病菌，才能訓練免疫系統，持續發展抵禦疾病的能力。事實上，讓孩子接觸到灰塵，讓他們跟朋友和寵物玩耍，都有助於培養強壯的免疫系統，花粉症出現的機率也比較低。現代人過度重視環境衛生，大量使用消毒劑與抗菌濕巾，反而會傷害到兒童的腸道微生物菌叢，免疫系統也會變得虛弱。

有個理論叫做「衛生假說」，首度發表於一九八〇年代末期的《英國醫學期刊》。[3] 相關學者宣稱，兒童多接觸微生物與多樣細菌，免疫系統就會更加強健。兒童受到過度保護，生活在幾乎無菌的環境底下，身體就不能學著辨識病菌，免疫系統就沒機會成長。當然，家長必須確保孩童不會接觸到排泄物裡的細菌或是吃到不新鮮的食物，接觸過汙染源的物品也必須消毒擦拭過。但就像重量訓練一樣，肌肉所承受的刺激得不斷增加；免疫系統也得時時練習擊退病菌，才能變得強健，以對抗更強大的敵人。

疫苗接種也是基於相同的原理。注射較弱或不活躍的病原體，使身體生產特定的抗體。舉例來說，為兒童施打含有微量麻疹與流行腮腺炎病毒的預防針，就能培養相關的自我防衛能力。出國旅行前，我們會接受施打A型肝炎疫苗，以預防病毒入侵。

具有三道防線的免疫系統

免疫系統由截然不同的器官、組織與免疫細胞所組成，它們通力合作，組成一支強大的軍隊（圖8.1）。免疫系統並不像心臟或大腦固定在一處，而是全身上下都有成員，各自負責不同的戰略位置。舉例來說，骨髓像是個孵化器，負責培養白血球細胞，日後以成為保衛身體的生力軍。胸腺是位於心臟附近的免疫腺體，它像是新訓中心，免疫細胞在此處接受訓練，並發展出各自的技能。皮膚與粘膜就像偵查單位，負責找出攻擊者並對免疫系統發出警告。最後，脾臟與淋巴系統就像士兵，會逮到並殺死侵入身體的攻擊者。

免疫系統接收到有「外來入侵者」的警訊，就會開始備戰，分泌出強有力的化學物質迅速反擊。有了這些化學物質，身體細胞便能調節自己的行動、確認哪些細胞是友軍，並集結起來前往被入侵的區域。免疫系統的攻擊武器是分泌物與細胞，它能夠記住數百萬種不同的敵人。這樣一來，我們才有免疫力去對付抗原甚至摧毀它們。

免疫系統內的訊息傳遞量非常龐大，這套精密的網路便是其成功的祕訣。數百萬個細胞不斷在交換訊息。正如其他的身體系統一樣，免疫系統也致力於維持體內各項元素的平衡。它還有能力建立多項防禦層，不只依靠既有的屏障將常見的抗原阻擋於體外，還能夠引起發炎反應去消滅穿過屏障的入侵者。它能夠發動快速且殺傷力大的整體反應，去擊敗緊急入侵的抗原。這整支軍隊能有效率地動員起來，全副武裝上陣，猛烈地跟敵人纏鬥。

前面已經介紹過被動與主動免疫力的差別。身體有先天的免疫力，它永遠也不會休

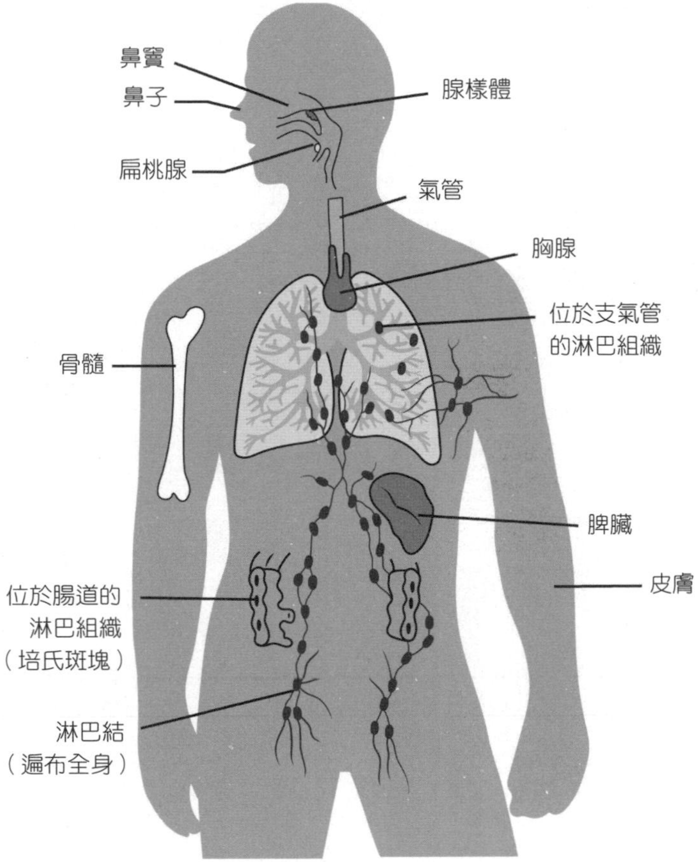

圖 8.1　身體的免疫系統（包括鼻腔內部、氣管以及消化道裡的黏膜內襯）

息，並由第一道與第二道防線所組成，以各種屏障與發炎反應去回應各種類型的攻擊。

第一道防線：皮膚與黏膜

免疫系統的第一要務是將外來入侵者阻隔在外，在外表建立屏障，不允許侵入者進到身體裡。這種先天的免疫機能是第一道防線，能預防病毒或細菌感染。這道防禦線就像一堵水泥牆，將各種病菌阻擋在體外。皮膚與黏膜就是這免疫堡壘的磚牆。

皮膚是身體最大的器官，它的作用在於阻擋細菌、病毒以及環境中的有毒化學物質。皮下脂肪與油脂的防護層覆蓋全身，就好像保護層一樣。細小的毛髮、由蛋白質構成的保護層以及遍布在嘴部、鼻腔、鼻竇與呼吸道裡的內襯細胞，都能夠將侵入者阻擋在體外。而腸相關淋巴組織是位在消化道裡面的免疫屏障。

皮疹、感染或傷口會破壞皮膚所構成的屏障，導致病毒感染的風險提高。舉例來說，AIDS病毒無法穿過正常、完整的皮膚，但卻能夠穿透破損的皮膚細胞，進而增生且侵犯身體。

第二道防線：先天免疫系統

一有入侵跡象，身體就會派出特種部隊。威脅出現後，來自先天免疫系統的非特異性細胞與抗體就會展開第一波的防禦措施。它們會研判當前的處境、清除掉少部分的入侵者，並且建立基本防衛機制，以預防即將到來的敵人。重點在於，這支軍隊會無差別地攻擊各種病毒與細菌，這是先天免疫的特色。它們無法區分出不同的侵入者，只想要盡快剷除威脅並恢復秩序。

接著，入侵者進到身體後，免疫系統便會派出白血球細胞前往感染病毒的區域。它也會釋放出被稱為細胞激素的化學物質，後者是非特異性蛋白質，會增加感染區域的血液流量，造成組織局部腫脹，並且消滅外來危害物。最後一波防禦措施就是讓身體發燒，提高體溫以活化蛋白質去抑制或消滅有害的細菌。這些身體的變化（充血、腫脹與發燒）都是一種發炎反應。

局部發炎能夠保護身體，避免遭受攻擊的區域擴大感染，但發炎範圍太大的話對身體有害，甚至可能致命。皮疹、病毒感染打敗特種部隊的話，人就會很容易生病、器官出問題，甚至小命不保。

第三道防線：淋巴球、B細胞與T細胞

在這個階段，免疫系統會針對特定抗原製造出抗體細胞。想像一下，它就像特殊作戰單位如傘兵，能對抗特定的入侵者，並深入難以抵達的區域。它們也能聯合作戰，在

身體多個部位同時發動大規模的攻擊，以摧毀外來的入侵者，使身體恢復安全與平靜。而免疫細胞與淋巴系統是友軍，能協助免疫系統的特定攻擊與防禦。

免疫細胞可以待在淋巴器官，後者的功能類似於作戰基地，收到指令後就會展開攻擊。淋巴器官遍布於全身上下，包括淋巴結、胸腺、脾臟、盲腸、扁桃腺以及腺樣體。在脖子、腋窩或腹股溝你可以摸到豆狀般的小小淋巴結。在身體被病毒感染後，淋巴結應該會一碰就痛，因為裡面的細胞與入侵者交戰過，還保持警戒狀態，若接收到危險訊號便會立刻再行動。清澈的淋巴液會注入淋巴管，後者連到所有的淋巴結。淋巴液會洗淨細胞與組織，並且幫忙掃除病菌。所有的免疫細胞都是在骨髓中製造出來，後者負責訓練尚未成熟的白血球，之後會成為戰鬥細胞淋巴球。

戰鬥部隊還有B細胞與T細胞。B細胞製造抗體、攻擊在血流閒晃的抗原。咳嗽和感冒病毒這類病毒會不斷進化，B細胞必須不斷改變戰鬥策略。因此，免疫系統一直在調整以升級武裝。B細胞就像不同軍種的部隊，因應作戰環境有不同的類型，正如沙漠作戰的士兵在雪地無用武之地。B細胞有很多種，所以能偵查出不同的抗原，並製造特定的抗體。不過它無法打敗受到病毒感染或癌症侵襲的細胞。

而T細胞就像菁英部隊，它們無法區分漂浮不定的抗原，只會攻擊已經遭受到病毒感染或癌症侵襲的細胞。T細胞有三種：輔助T細胞、細胞毒性（殺手）T細胞以及調節T細胞。輔助T細胞與其他細胞互傳訊息，一同加入免疫大軍。它們能夠刺激B細胞去製造出更多的抗體，也能夠指使殺手T細胞。殺手T細胞會直接攻擊與摧毀受到病毒感染的細胞，以及有可能演變成癌細胞的異常細胞。殺手T細胞戰勝之後，調節T細胞便會指示免疫系統停止攻擊，後者就像調停者一樣，有抑制性效用，確保前者會停止攻擊行動。

攻擊完畢後，B細胞與T細胞都會轉換成記憶細胞，進入休眠狀態，但仍然會備戰以提供長期的免疫力，在適當的時機去應付特定的抗原。

免疫力這種功能是用來區分病菌，防止它們破壞身體。免疫系統敏感又精準，還知道如何分出「自己人」與「敵人」，所以在進行器官移植時，受贈者一定服用藥物來抑制免疫系統，否則身體會排斥捐贈者的器官與組織。同樣地，身體也會排斥來自於食物的外來蛋白質，除非消化系統將它們分解成小分子，免疫系統才會把它們認定為食物。基因會影響每個人免疫力的強弱，面對相同的抗原，有些人能夠強力抵抗，有些人只能撐一下子，更有些人完全無招架之力。免疫力的強弱以及持久時間，就看抗原的類型、數量以及其進入身體的路徑。未受管控的壓力也會損害免疫力，所以今日才有那麼多人患有自體免疫疾病。

壓力荷爾蒙太多，免疫力就會減弱

長久以來，跟免疫系統有關的症狀，如流感、皮疹、食物過敏、關節炎等，都被歸咎於微生物入侵（外來因子）或者是遺傳性的虛弱體質。我們只聚焦於疾病的生理性原因，而忽視了心靈會與這個聰明的防禦系統交流。近期許多研究團隊都稱免疫系統為「在體內到處遊走的大腦」，因為免疫細胞總是很活躍，會在全身上下收發化學訊息。內心的想法、感受與期待，都會被傳送給免疫細胞。不管是兒童還是成年人，承受壓力一段時間後，免疫系統就會出問題，如果壓力一直沒消失，症狀就會嚴重（圖8.2）。

免疫系統跟壓力調節的關係，目前仍待進一步的研究，有新數據才能找到其中的連結。至少我們知道，自律神經系統管控免疫系統，如果慢性壓力破壞免疫力，身體就容易受到病原體的入侵，諸如病毒或細菌。長期接觸與這些抗原奮戰，免疫系統會沒有時間休息，沒時間補充彈藥。免疫系統會一直維持在高度的警戒狀態，攻擊所遇到的任何物質，包括它自己。

皮質醇與腎上腺素會透過各種機制（包括腸道）去煽動免疫系統。百分之八十的免疫系統都住在腸道內，若後者長期接受壓力荷爾蒙的刺激，身體就會有各種發炎症狀，抵抗力就會變低。飲食習慣不良、藥物與酒精過量以及接觸到有毒物質，腸道壓力就會

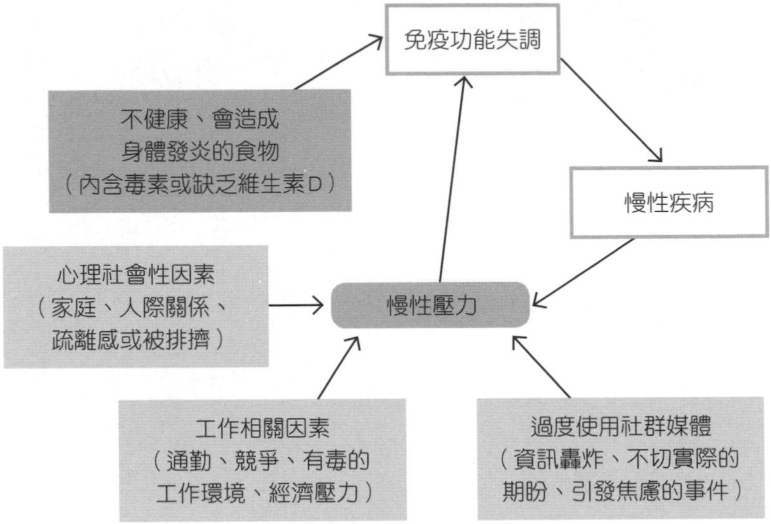

圖8.2　慢性壓力如何導致免疫功能失調與慢性疾病

增加，免疫系統因此完全無法獲得喘息。而免疫系統過度運作的話，就會一直處於攻擊模式，嚴重傷害我們的健康。

壓力所造成的免疫系統相關疾病

抗生素抗藥性與菌叢失調

鏈球菌咽喉炎、肺炎以及傷口受到感染，都要用抗生素治療。它可以減緩細菌的生長速度，甚至讓它長不大。細菌有細胞壁，但人類細胞沒有，因此抗生素會破壞細菌的細胞壁，但不會對人體細胞造成影響。細胞壁被破壞後，細菌便無法增生，感染就不會擴大。不過，抗生素無法對抗病毒，因為後者也沒有細胞壁，所以不能用來對付感冒、流感、喉嚨痛以及急性鼻竇炎。

蘇格蘭生物學家佛萊明（AlexanderFleming）於一九二八年發現了盤尼西林，之後便獲得醫界廣泛使用，並防止數百萬人因細菌感染而死亡。從那時起，人類發明更多種抗生素以對抗各式各樣的細菌。時至今日，許多適應力強的細菌早已發展出抗藥性；抗生素無效，而細菌欣欣向榮。因此相關的疾病就更加難以治療，一染上就會變重病。沒有藥可以抑制這些細菌，它們便在人體內不斷成長與增生。

抗生素能有效地消滅危險的細菌，但也會消滅腸道裡正常、有益的細菌，這種失衡狀態被稱為菌叢失調。接受抗生素治療的幼兒，在幾個月體內的細菌比例就會改變，因此容易罹患腸道問題。抗生素除了用來治療人的疾病，它還有其他的重要用途。抗生素也用在農作物與家畜上面，我們吃進去之後，體內的微生物菌叢也會受影響。各項數據顯示，這方面的變化可能與大腦發炎以及憂鬱症有關。[4] 胰島素阻抗與體重增加也可能導因於菌叢失調。

自體免疫疾病

發炎是身體的自然反應，作用在於修復損傷、殺死細菌與治癒傷口。發炎是屬於第二道防線，能以迅速又簡便的方式與外來入侵者戰鬥。它有幾項症狀，如紅腫與黏液分泌，促使免疫系統派遣大量的免疫細胞來到戰區。若欠少這項防禦機制，人類根本不可能存活下來。發炎就像快速反應部隊一樣，有威脅就馬上處理。然而，慢性壓力會逼身體保持緊繃，以維持在高度警戒的狀態，但這會造成過度發炎的問題。缺乏休息、身體就不能復原，腸道內襯就沒有時間去自我修復。如此一來，免疫系統就無法發揮作用，因為身體承受不了發炎的症狀，微生物菌叢又受損，然後就會開始反撲。

免疫系統的各種問題，我們簡稱為自體免疫疾病。免疫系統一失常，就會開始攻擊自己。好比軍隊發生叛變事件，叛軍開始攻擊指揮總部。舉例來說，B細胞所製造的抗體不去攻擊病原體，而是反過來拖累友軍。免疫系統所製造的抗甲狀腺抗體反過來傷害甲狀腺，就會引發甲狀腺機能低下症。這時身體不再製造甲狀腺荷爾蒙，進而導致患者體重增加、畏寒、便秘、皮膚乾燥以及其他症狀。

自體免疫疾病會影響的部位很多，包括關節、腸道、皮膚或甲狀腺，而這取決於患者的基因、身體弱點以及腸道健康狀況。你可能沒發現，但許多令人虛弱的疾病都跟自體免疫問題有關。最常見的有類風濕性關節炎、潰瘍性結腸炎、克隆氏症、乾癬、狼瘡、多發性硬化症以及甲狀腺機能低下症與甲狀腺機能亢進。

圖8.3 常見的自體免疫疾病

疾病名稱	自體免疫攻擊對象
類風濕性關節炎	關節
克隆氏症	腸道
潰瘍性結腸炎	大腸
多發性硬化症	神經系統
第一型糖尿病	胰臟
乾癬	皮膚
橋本氏甲狀腺炎（甲狀腺機能低下症）	甲狀腺
葛瑞夫滋病（甲狀腺機能亢進）	甲狀腺
狼瘡	多重系統（例如關節、皮膚、腎臟）
重症肌無力症	肌肉
血管炎	血管

在北美地區，自體免疫疾病影響了三千五百萬人，而人數還在持續攀升中。收集資料時，研究人員不斷發現新的案例，它如今已成為第三大最常被診斷出的慢性疾病，僅次於癌症與心臟病。[5]而且，女性患者多於男性，多出百分之七十八。[6]在執業生涯中，我見到許多年輕女性被診斷出狼瘡與多發性硬化症，她們大多經歷過創傷，例如失敗的婚姻、惡劣的工作環境或學業受挫。以前我們將自體免疫疾病歸咎於病毒、遺傳以及外在因子，但如今我們知道起因很多，而壓力是最重要的致病原。

為了有效治療自體免疫疾病，要解決許多問題，包括腸道、壓力、重金屬毒素以及感染源等。還要保持運動、少吃會引起發炎的食物（麩質、穀物、豆類），最重要的是，要有充足的睡眠。

案例研究：黛比

黛比被風濕科醫師診斷出類風濕性關節炎，之後來到了我的診所。她隨身帶著血液檢測報告，結果證實，她的血液中有偏高的類風濕因子（一種抗體），四肢關節都有腫脹，尤其是手腕與手掌的關節。醫師提醒黛比，類風濕性關節炎會跟著她一輩子。他開立了三種不同的藥物，並且給她許多衛教小冊，上頭有說明這些症狀的起因，以及這些強烈藥物的副作用。

黛比在親戚的介紹下來到我診所。這位親戚有類似的症狀，也在我這裡接受治療。我與黛比深入交談好幾次，才發現黛比的專科醫師以及家醫科醫師都沒有問過她的社會背景以及當下的處境。

原來，她與丈夫擁有一座農場，幾十年下來，經營得有聲有色。黛比被診斷出類風濕性關節炎的前三年，她兒子結了婚。這對年輕夫妻搬來大農場，一家四口一起生活。幾個月後，媳婦開始與家人發生衝突，而且講話總是語帶挑釁。家人還發現，她過去有濫用藥物與酗酒的惡習。

她負責農場的帳務與存款業務，並侵吞了數十萬美元，害他們的事業瀕臨破產。家人把媳婦找來對質，後者大罵黛比與她丈夫，還出手打人。接下來大家就要面對痛苦的離婚過程。媳婦的律師想要爭取農場一半的經營權，但那可是黛比一路艱辛建立起來的。不必說，黛比因此感到十分焦慮與沮喪。

黛比在她兒子離婚後不久便開始出現健康問題。先是罹患了大腸激躁症以及胃灼熱，於是醫師開給她樂酸克膠囊，她服用了一年時間。之後，醫師再給她強效抗生素去治療幽門螺旋桿菌感染。黛比根本就睡不著，她的媳婦那麼跋扈還會打人，她一直擔心自己與兒子的安全受到威脅。在她被診斷出類風濕性關節炎的前一整年，她一直跟家醫科醫師抱怨自己關節很腫，每天精神都很差。因此，家醫科醫師才將她轉診給風濕科醫師。

知道黛比的家庭風波後，我對黛比做了一些檢查，包括她的荷爾蒙濃度。不出所料，我發現了嚴重的發炎標記與偏高的皮質醇，也就是壓力荷爾蒙。我要求黛比先休息幾個月，不要服用專科醫師開給她的那三種關節炎藥。我建議她進行整合性療法，運用各種放鬆技巧，並改善生活型態。

我跟她講解心靈、大腦與身體如何連結，並跟她解釋，其實她過去這三年中一直在承受慢性壓力，所以她的腸道並不健康，還直接導致免疫系統出問題。她總算理解自己的身體為何會這麼糟。家庭紛爭導致她健康出問題，並造成一連串的負面效應。

在我的教導下，她開始在日常生活中練習BMW自療法。為了啟動副交感神經系統，我要求她進行5R腸道調理計畫，並少吃會引起發炎的食物。我還推薦她服用營養品來調養免疫系統。最後，我與她進行深入的對談，一同去探索她的壓力根源在何方。

幾個月過後，黛比的類風濕因子數量大為降低，關節處的腫脹已經消退，腸道變得健康許多，也能終於能好好睡覺。運用5R腸道調理計畫，她就能管控壓力並處理腸道的問題。這些方法都很天然，又可以全面性地解決問題，自體免疫系統於是慢慢變正常。她不再需要忍受關節炎藥物帶來的副作用，從此以後跟那些藥物說再見。法律問題處理完、離婚手續辦妥了，而法院的判決也對她有利。黛比重拾健康，繼續經營農場，不需要被媳婦霸佔。這幾年來的壓力，對她的免疫系統造成極大的傷害。

黛比確實需要大大改變想法與生活型態，而到今天她依舊維持健康的習慣，類風濕性關節炎也未曾再復發。

食物過敏與食物敏感

今日，這方面的患者不斷在增加中。我們身邊總是有一兩位朋友有這種困擾，他們必須避免吃到某些食物，否則身體會感到不適。重要的是，食物敏感（也被稱為食物不耐）與食物過敏兩者不同；前者對特定食物的不良反應是由消化道所引發，而後者則是來自免疫系統。兩種情況都會在進食後立刻發生，並造成嚴重的不適感，諸如胃氣、腹脹、腹瀉、腹部疼痛與抽蓄。常見的食物敏感包括各種食物不耐症：乳糖（乳製品）、凝集素（穀物、豆類以及屬於茄科食物的水果）與麩質（小麥、大麥與裸麥中的蛋白質）。敏感症的起因是身體無法處理食物的某些成分。有乳糖不耐症的人欠缺一種酵素，它可將牛奶中的乳糖分解成身體可消化的糖分。而未經消化的過量乳糖，會導致人們感受到疼痛與腹脹。

相較之下，食物過敏的起因是食物中的抗原引發免疫反應。免疫細胞將某些食物認定為侵入者，於是發動攻擊；它們以為身體受到病毒感染。堅果過敏（例如花生）與海鮮過敏（甲殼類與軟體動物）是最常見的。情況嚴重時，少量的特定食物就能引發嚴重的症狀，甚至有致命的可能，例如尋麻疹與氣管腫脹。

今日環境汙染嚴重，我們吃進的食物中，有越來越多的毒素。此外，家長過度注重衛生以及剖腹產嬰兒的比例增加，似乎導致食物過敏症越來越普遍，症狀也更嚴重。運用5R腸道調理計畫去降低壓力、修復腸道，就有助於強化免疫系統，治好某些敏感症，並且降低過敏症狀的嚴重程度。

改善生活型態，才能對自體免疫問題超前部署

腸道功能正常是免疫系統強大的必要條件。有別於西方人常見的醫療保健觀念，我們採取整合式醫療法，所以面對免疫系統的問題時，最重視飲食、腸道健康以及壓力所扮演的角色。其目的在於改善免疫系統的健康，而不是用藥物去壓抑免疫的反應。越來越多數據顯示，我們應該改變治療策略，先處理免疫失調的早期症狀，並且找出其根本原因，判斷是遺傳問題、環境影響或是有腸漏症狀，這樣才能預防免疫失調變嚴重，引發自體免疫疾病。

探究免疫失調的根本原因，才知道到如何去強化免疫系統，並以不傷害身體其他系統為前提，去處理疼痛與使人衰弱的各種症狀。紓緩嚴重的症狀才能有生活品質。藥物有一定的效果，在緊急的情況下可使用，它能夠避免關節問題惡化成永久性的傷害。不過，只處理症狀的話，代價會越來越高，身體要承受藥物的副作用，就很難保持健康。

自體免疫疾病就像又深又黑的大水溝。一旦免疫系統記住某一條蛋白質路徑，它就會永遠存在於免疫記憶中。就像你挖了一條水溝，但再也不能夠填平。不過，你可以繞過那條水溝，以免摔進去。因此，我才會採用整合性療法去對付自體免疫疾病。攝取太多精製糖、高果糖玉米糖漿以及麵粉的話，你會越來越接近那條黑水溝，那麼各種大小症狀就會上身。再加上睡眠不良、缺乏運動、生活壓力以及酗酒，你就會更加接近那條水溝，一不小心摔落，身體的病痛就會一次找上門。唯有正確的飲食規則、壓力管控以及充足休息，才可以與那條水溝保持非常遠的距離，自體免疫疾病的各項症狀才不會找上你。

從全方位的角度改善免疫力

要打造健康的免疫系統，那要多多留意全身上下的各種情況。畢竟免疫系統最主要的功能是保護自己，消滅有害的病毒或細菌，而不是傷害我們的身體組織。西方醫學的知識與技術都很強大，能治好數以百計的疾病，但它只能專注於解除症狀，不能顧及患者的生活全貌，所以對科學家來說，自體免疫疾病還有很多謎團。從功能醫學的角度來看，運用各方面的技巧去認識與養護身體，才是最佳的防衛策略，更能夠帶來顯著的成果。德國的心理神經免疫學家達露納（JorgeH.Daruna）在他的著作中寫道：「心理神經免疫學是當今最具有整合功能的健康科學。」[8]

身體各部位有問題的話，可以各個擊破，但要增強免疫力，就必須全面提升身體各系統的功能。舉例來說，我們可以用腹式呼吸法去重新設定自律神經系統，並改變你內在對話的模式。也應該保持覺察，讓大腦多接受刺激。在生活上，我們應該培養好的飲食與運動習慣，這樣就能調節心跳速率、提升睡眠品質。仔細檢視上述每一項狀況，積極改變生活模式，就能有效化解慢性壓力，並培養健康的心態，如此一來，你才會擁有強健的免疫系統。這些綜合性的方法在下一章會詳細說明。

抗發炎飲食法

免疫功能失調大都起始於腸道的微生物菌叢失衡，而且情況會不斷惡化。抗發炎飲食法能夠降低發炎反應，消化道內的有益細菌也會再次生長。首先，我們應該食用富含營養素、以植物為主的天然未加工食材，去取代紅肉以及由糖類與精緻穀物所製成的食品。十字花科蔬菜尤其有益，如綠花椰菜、羽衣甘藍、高麗菜、花椰菜、球芽甘藍等。酪梨、橄欖油、椰子油、鮭魚、沙丁魚與堅果類所提供的脂肪都很健康。你也可以額外食用富含益生菌的發酵類食物，例如康普茶、德式酸菜、克菲爾以及無加糖優格，這些都能培養腸道健康，有助於重建受損的微生物菌叢。行有餘力的話，你也可以考慮購買各種營養品（見附錄B）。

我的故事

車禍受傷後的那幾年期間，每到冬天我就感冒，到了夏天就時常過敏。以前我從來沒罹患過流感，但那幾年內，我經常被嚴重的類流感疾病擊倒，有時需要服用抗生素。我的免疫系統在那幾年一直出問題。我沒有想到這跟車禍有關，直到血液檢測報告出來，我才知道自己的白血球數量偏低、C反應蛋白偏高，後者是一種非特異性蛋白，身體發炎時就會增加。

這幾年下來，我身體的毛病還是很多，血液檢測報告呈現出甲狀腺抗體濃度偏高，而內分泌科醫師希望我開始服用甲狀腺荷爾蒙，因為他懷疑我罹患了甲狀腺機能低下症。在進行療程之前，我開始監測自己的抗體，結果發現，每當我飲食不均衡、服用太多止痛藥時，腸道狀況就會變差，抗體指數也會升高。以前我在功能醫學機構做過研究，了解身體發炎、腸道以及免疫系統的密切關係，所以決定遵循抗發炎飲食法來修復腸道。為了改善睡眠品質，我運用正念與放鬆的技巧，並找人按摩、針灸來紓解疼痛感。最終，我的抗體指數下降了。

相同的成果也出現在我的患者身上。我觀察到，他們的抗體指數之所以出現波動，往往起因於腸道失調，飲食與睡眠習慣不好，還承受不少慢性的壓力。這些因素都會損害腸道的免疫系統。這幾年下來，我學習到寶貴的健康知識：身體各個部位都會互相影響，牽一髮而動全身。所以，只要能強化免疫系統、改善腸道健康，就能大大提升免疫力。

好好睡一覺，免疫系統才能整裝備戰

為了保持強健的免疫系統，適當的睡眠必不可缺。細胞激素是一種分子，它會對細胞發送訊號，負責在免疫系統、大腦與中樞神經間傳送訊息。白天時，壓力荷爾蒙濃度在最高峰，細胞激素會攜帶抗發炎的訊息，並把新抗原的資訊整理好，迅速指示免疫細胞去對抗這些外來的入侵者。到了晚上，細胞激素會攜帶促進發炎的訊息，通知細胞去修復受損部位，並且溫習跟新抗原有關的資訊，以便做好調整、隨時應戰，新抗原再次入侵時就可以一舉殲滅。

在第三階段的非快速動眼期，身體會分泌出生長激素以及增強免疫力的元素，還能培養免疫系統的「記憶力」，讓它記住之前遭遇過的各種抗原，並製造各種抗體、調整自身狀況，去對抗可能入侵的病毒或細菌。[9]

冥想有神奇的功效，不但能改變基因、還可抗老化

我們每天都會與家人、同事不斷互動，如果相處得不開心，就會變成慢性壓力；財

務問題也是主要的壓力來源。免疫系統會因此變得很不健康，身體長期會有促發炎反應，變成各種慢性的炎症。練習腹式深呼吸法，就能有效管控壓力，為自己打下健康的重要基礎。擁有清澈且專注的心靈，就能做出對自己有益的選擇，飲食習慣與生活型態就會好，面對外界的刺激時也會更有韌性。壓力荷爾蒙激增會傷害免疫系統的正常運作，而冥想有助於我們提高洞察力，找出自己的負面思考模式。保持意識清明，自然就會放棄那些有毒的思維模式。

冥想能夠使心靈平靜，還能增加身體的抗體力。每天練習冥想，免疫系統會更健康。常保正向的心情，中樞神經就不會那麼繁忙，焦慮感降低，認知能力就會提高。研究人員證實，大腦處於深層的放鬆狀態，就會出現阿爾法腦波，刺激性神經元的活動力降低，焦慮感就會減弱。取而代之的是，大腦會釋放出更多腦內啡、褪黑激素與血清素，這些化學物質都會為我們帶來平靜、安寧與愉悅的心情。有自體免疫疾病的患者若規律地練習冥想，就能有效管控生活的壓力，遇到種種挑戰時，就能端出明智的決策，而非無意識地做出反應。這麼一來，慢性疾病的復發次數就會降低。[10]

哈佛醫學院與加州大學的研究團隊都發現，練習冥想能啟動副交感神經系統，提高免疫力，甚至能改變天生的不良體質。[11]研究人員找來許多女性受試者，讓她們參加禪修營，看看其身體有什麼變化。研究人員檢驗她們的血液，並比對了將近兩萬個不同的基因，發現跟壓力、發炎和傷口癒合有關的基因表現出現了變化。接著，研究人員另外比對常年有在練習冥想的人，發現後者的免疫力相關基因更是有明顯改變。有趣的是，這些女性的老化過程也以較緩慢。

端利位在染色體末端，科學家檢測它們的長度，藉此研究心靈與基因的奇妙連結。一般來說，端粒這種基因物質是保護性的，類似於鞋帶末端的小塑膠套，用來防止鞋帶的線繩從末端鬆開。慢性壓力會使端粒縮短，而人類生病的風險就變高，預期壽命會變短。而且，DNA一發生類似的變化，就會透過遺傳而轉移到下一代身上，因此某些自體免疫疾病是世代相傳的。

《紐約科學院年報》上有一篇評論文章指出，許多著名的大學與醫學機構都做過研究，光是透過冥想，就能降低作為發炎標記的C反應蛋白數量。[12]帶有HIV病毒的人們若練習冥想，T細胞就會更活躍，身體的保護力就會增強，便有能力對抗難以應付的致命病毒。

哈佛大學的神經病學教授坦茲（Rudolph Tanzi）說道：「冥想有助於恢復健康。這個活動非常有效，能讓免疫系統休息一下，否則它日以繼夜都在努力對抗入侵者，壓力其實很大。」[13]更多的研究正在進行中。我們必須付出許多心力，才能理解心靈狀態對免疫系統與基因造成的全面影響。

培養規律的運動習慣

可想而知，運動過量會傷害免疫系統，但適度的身體活動有益無害，絕對可以提升免疫力。每週運動三次，每次時間為三十到六十分鐘，無論是步行、游泳或騎單車都好。尤其是類風濕性關節炎的患者，其症狀會改善，心臟會更健康，免疫功能也會提升。[14]當然，他們就能抵抗病毒，身體的發炎反應也減弱。只要長期規律地運動，細胞毒性T細胞的活性就會減低，對身體的傷害就會減弱。

時時懷抱感恩的心情

想要恢復免疫系統的健康，就得學著多多感恩，那會重新建構大腦的連結模式，讓我們培養正面的心態。大腦內部的化學物質和細胞也會改變，大腦就更加健康。正向與感謝的念頭具有神奇的功效，它會轉化身體的各種微小分子，進而改變我們的大腦。

透過功能性磁振造影，科學家發現，時常懷抱感恩之心的人很容易就分泌出大量的多巴胺，進而刺激神經元的活動。[15]每天帶著感恩之心，就能容易找到生活意義與目標。我們會變得更有同理心，也願意接納自我，進而與他人建立良性的人際關係。而且，我們也不再常常無意識地做出反應，所以皮質醇濃度不會一直飆高。懷著感恩之心，睡眠品質會變好，焦慮感與憂鬱感也會減輕。

因此，多多傾聽你的內在對話，留意自己的思考模式。與其把焦點放在自己缺乏的東西，不如用心感激自己已有的一切。不妨每日寫下感恩日記，想想值得感謝的事情。只要心存感激，保證你睡得好、心情佳、免疫力大幅提升，那還不試試看！

研究顯示，常保愉快的心情，工作的表現會更好，人際關係也能更融洽。[16] 心中總是充滿快樂的念頭，大腦就會製造出更多化學物質去提升免疫力。當然，人生不可能事事如意，但樂觀的人懂得尋找值得開心的小事情。作家梅爾・羅賓斯也提到幸福的三祕訣：說好故事、用心體驗、自然微笑。只要花時間多練習，就能激發出幸福荷爾蒙，焦慮感和壓力都會減低，免疫功能便會提升。

有健康的免疫系統，人生才是彩色的

我們時常忘記，免疫系統不會永遠保持健康。每天我們都透過鼻子自在地呼吸，卻不知道這有賴於免疫系統的複雜運作。等到一感冒，整天鼻塞、流鼻水，用掉一大堆衛生紙擦鼻涕，才不禁哀怨起來：「為什麼我的免疫力這麼差！」

每天身體都要對抗大大小小的病毒，唯有強健的免疫系統，才讓我們活在這個病菌大量孳生的世界裡。與人握手、坐公車、使用公共廁所或是去醫院探視親友，都是有風險的活動。我們現在還不知道如何去預防自體免疫疾病，但我相信，飲食均衡、維持健康的生活型態以及做好壓力管控，就可以防患未然，在早期有症狀時予以控制。

結論

現代人生活繁忙，免疫系統幾乎沒有休息時間，身體各個部位都有發炎反應。雖然發炎是身體正常的治療過程，但慢性發炎會帶來各種疾病。在大大小小的生活壓力襲擊下，慢性發炎的人口越來越多，進而造成食物過敏與自體免疫疾病等問題。

慢性壓力破壞免疫系統的健康後，身體這裡痛、哪裡也痛，心情也會很低落，免疫力就更難恢復。幸好，免疫系統有能力成長，並學習新方法去保護我們的身體。我期待有更多人投入研究壓力與適應性免疫力等領域，這樣我們就更能了解這種惡性循環，並且找到破解之道。

冥想能夠提升免疫力，而其它類似的心靈活動如禱告、唱聖歌應該也有類似的效果。因此，開發心靈的力量，運用它去改變免疫系統，是一種值得嘗試的另類治療法，至少它不會傷害我們的健康。

正統醫學的強項在於對付各種症狀，以手術或處方藥物解決問題。而整合式醫學是個新天地，我們用全方位的角度去看待疾病。身體內部就像相互連結的網路，當心靈、大腦與身體處在平衡狀態，健康便會隨之而來。其中一個出問題，這個失衡狀態被破壞，健康就會亮起紅燈。所以我提供給你的解決方法，不只限於醫療範圍，還包括改善你的生活型態。

部分器官或組織出問題，就會影響到整個身體的運作，然後你就會生病。所以重點在於找出症狀的根本起因，如果是慢性壓力把你壓垮了，那本書所提出的各種生活改善建議，一定能幫助你恢復健康。舉例來說，有高血壓的話，就先想辦法改善睡眠品質。心情老是憂鬱的話，試試看每天規律運動三十分鐘。受大腸激躁症困擾的話，培養正向而樂觀的心態會有幫助。這些方法都有助於提升免疫力，讓你一輩子都有強悍的體內防禦部隊。

第9章 重組健康工具箱

七項好用的工具

為了達到最理想的健康狀態，治癒疼痛以及減低焦慮與疲倦感，我們必須學著管控慢性壓力。為了我自己以及患者們，我發展出這套重組健康工具箱，用來幫助大家，找出各項症狀與心理和情緒的關係。你還能用它們來整合所有的身體系統，運用心靈、大腦和身體連結原則去開創最理想的健康人生。重組（REFRAME）這個代表的是重新啟動（Reset）、運動（Exercise）、飲食（Food）、休息（Rest）、定期評估（Assess）、心態（Mindset）和健康檢查（Examine），這些是我的獨門絕技。我看診時，用它們來評測患者的狀況，進而找出適當的治療方式。這幾個詞彙很重要，各自針對不同身體部位，而我們在前面章節都有討論過。

我非常喜歡挑出第一個字母來組成縮寫字。心理學家經常談到「認知重組」，意思是自發性在生活中去檢視自己的想法、對照事實，並判定自己的情緒是否適當。接著，我們尋找積極的辦法，讓自己過得比較好。認知重組在商業和管理領域十分流行，企業組織也因此有了變革。但有些人想要維持現狀，於是變成改革的阻礙。管理者只好鼓勵那些員工去仔細思考，改變其實會帶來許多好處，所以不要把焦點放在新措施的缺點。

同樣地，我們應該把重心放在身體的狀態，不必太執著於負面的內在對話，就能轉換生活的視角，從病態的負面心態轉變為健康的正面心態。重組心靈的架構，就可以掌握自律神經系統的運轉模式，而不會被它牽著走。也就是說，不要無意識地遇到狀況就馬上回應，那會使身心維持在戰或逃的模式。相反地，我們要保持清澈的意識，以正念的態度回應問題。這樣一來，身心處於休息模式的時間就會更長，整體健康也會變得更好。而且，身體許多細胞就不會再接觸到壓力荷爾蒙，那些有害影響一消失，就能實現理想的健康狀態。

重組工具箱裡的各種方法是為了啟動身體的煞車系統，以中止慢性壓力的負面效應。不論你有哪些症狀，都要試著重新設定。透過腹式呼吸法以及正念冥想，去重設自律神經系統，其短期效益立即可見，因為我們會感到比較平靜、理性與充滿活力。改善生活型態如運動、飲食等所帶來的效益要日子久了才看出來，但卻能讓身體變得強有力。這麼一來，罹患心臟病的風險降低了、免疫功能變好了、腸道功能改善了、睡眠品質較佳，心情也會比較好，還有許多好處無法一一列舉。此外，身體每個部位都保養好，好處多多。健康問題減少了，就能夠開始探索，自己生活哪些方面失序了，並設法重新振作起來。

人生一直都得面對各項挑戰，總是會有慢性壓力及大大小小的症狀。運用各種放鬆技巧，調節自律神經系統，就能管控慢性壓力，心情就會比較愉快，也更能享受人生。至於在不同情況下，哪種方式最有效，就要看每個人的狀況。不妨多多做實驗，看看哪些方法能對生活有幫助。要對自己有信心，相信健康就掌握在你手上。記住，心靈是最強的工具，只有它能有效調節壓力。開發你的心靈力量，讓它成為自律神經系統的主宰，你就能掌握自己的健康。你就是自己的良醫！以下介紹各種工具，它們有許多細節可以探討。

重新啟動

我們有能力停止焦慮。當你發現自己正處在壓力狀態，就要重整步伐，按部就班去調節自律神經系統。隱形的壓力也很可怕，許多人在日常生活中都沒發現，交感神經系統其實一直開著，所以身體各個部位才有發炎反應，進而帶來大小的病痛。你有能力選擇健康的生活。保持平靜的心情，減緩日常生活的步調，改變自己的思考結構，用全新的態度去各項挑戰。不過，必須先啟動副交感神經系統，讓身心不再無意識地做出反應，這些改變才能開始。

我發現，班森博士的放鬆反應法、腹式呼吸法以及卡巴金博士推動的正念冥想，它們彼此相呼應，所以可以整合成一套方法。我將這項技巧稱之為BMW自療法。透過這種呼吸技巧，你就能放鬆肌肉、啟動迷走神經，讓自律神經系統慢下來。多多練習冥想，把注意力放在每個當下，停止負面的內在對話，不再對自己嘮叨，心情就會沉澱下來，比較能反思生活的問題。覆誦某個字詞，大腦活動會變慢，注意力也能恢復。這三項步驟結合起來，你就能達到理想的放鬆狀態，身體不再緊繃，心情也會更沉靜。

BMW自療法

多練習深呼吸，就能放鬆橫隔膜與身體各處的肌肉。檢視心的念頭，就能意識地專注於當下。默念有能量的字詞，就能訓練大腦的神經系統。在任何地方、任何時間，你都能練習此冥想技巧。每天起床與晚上睡覺之前，你可進行十分鐘的練習。在一天當中，感到壓力山大時，也可以進行一分種的迷你版冥想，用來重設自律神經系統。你甚至可以在公園散步時練習冥想。以下為具體的練習步驟，你可以參考看看：

一、透過鼻子深深地吸氣，讓橫隔膜下降，空氣便會直達你的下腹部。吸氣時數到五。

二、透過嘴巴吐氣，時間要比吸氣還長。

三、兩分鐘之後，準備吐氣時，試著從頭到腳、放鬆全身肌肉。

四、緩慢且深沉地吸氣與吐氣。注意力集中在呼吸的過程，用心觀察它。

五、吐氣時，默念某個字詞，例如喜悅、感恩或愛。

六、緩慢且深沉的吸氣與吐氣，進行十到十二分鐘。如果心裡出現雜亂的念頭，就繼續專注於呼吸與默念字詞，輕輕地將心靈拉回到當下。注意力放在當下，在深呼吸與放鬆肌肉的片刻，不帶情緒地觀察那些念頭。

每個人管控壓力的方法都不同，但關鍵都在於保持恆心、貫徹始終。或許在未來會出現某種手機APP，只需要按個按鍵就能重設我們的自律神經系統！至少就當前的科學來看，冥想還是最管用的方法，它能為你的生活帶來重大改變。多關注自己的想法，檢視原有的心態並試著改變。勤加練習腹式呼吸法，壓力荷爾蒙的濃度就能降下來。接著，身體就會製造出有療癒力的化學物質，讓你能夠恢復判斷力，做出有益健康的各種選擇。BMW自療法等各種呼吸冥想法都很有彈性，它不能但能融入生活中，而且容易上手。記住，所謂最完美的方法，就是你能力範圍能負擔的那些，否則艱困的日子一來，你就很容易放棄。

練習BMW自療法，你就能把注意力放在當下，時常檢視自己的想法，但卻不會做出無意識的反應。此後，你能夠做出明智的選擇，有意識地回應這世界。有專注又清晰的頭腦，你就會選擇良好的飲食與生活型態，也更能管控壓力，避免壓力荷爾蒙激增。

運動

前面花了一整個章節去探討身體活動，因為它能有效幫助身體排毒！最重要的是，要養成規律運動的習慣，長年累月地活動筋骨。久坐或躺著不動，身體就會不舒服，手腳還會僵硬。身體需要氧氣，而運動有助於含氧血液在全身上下循環。每天有充足的運動，心臟、大腦、免疫系統等各個部位都能受益。運動時，體內所有的系統會協同運作，你抗壓性與韌性就會比較好。要消耗掉過多的腎上腺素與皮質醇，去跑步就對了！

記住，運動有三種類型，而你每天至少要完成兩種：

有氧運動：如跑步、快走或騎單車。每次進行三十到四十五分鐘、心跳速率要超過每分鐘一百二十下。

肌力訓練：身體要承受適當的壓力，才能鍛鍊出力量，所以重訓很重要。每週至少兩次，每次十五分鐘，先從兩公斤的啞鈴開始，逐步增加到八公斤以上。

伸展運動：每天起床時或是上班的空檔時間，多多提醒自己，要做幾分鐘的伸展運動，防止肌肉太緊繃甚至抽筋。瑜伽和皮拉提斯都很好，肌肉、關節與筋膜都能放鬆，身體才會更柔軟。

身體各部位都需要運動，這樣才能保持正常的運作。只做特定的運動，肌肉就會習慣那種模式，所以每週的運動課表要安排不同的活動，這樣才能全方位地活動筋骨。我們在第五章談到，設定目標、找出驅力、排出生活的優先順序、最後下定決心，你總會找到時間運動。生活型態也要跟著改變，飲食要健康，生活型態應該更積極。第五章所提到的要訣，有助於你找出動機、安排運動計畫。

坐而言不如起而行，先從公園散步開始，然後逐步增加強度。只要按部就班，保持積極的態度，付出心力去完成進度，那你一定會變得更加健壯。

飲食

食物就像燃料一樣，所以要留意吃下肚的東西以及攝取的時間，不能夠想吃就吃。事實上，食物需要好好消化才有用，所以光吃下肚還不夠。許多人吃東西只是為了撫慰情緒，但吃完之後又很有罪惡感，責怪自己意志力怎麼那麼差。結果吃完了也沒變開心，胃腸還很不舒服。所以，除了留意吃下肚的食物，還要注意吃飯的時間，最重要的是，進食時要保持愉快的心情。這樣消化才會順暢，腸道才能吸收到營養，身體才能頭好壯壯。我建議的飲食原則如下：

一、挑選健康的食材：以蔬菜與高纖水果為主。脂肪應該攝取比較好的，例如堅果、籽類、酪梨。蛋白質的來源最好是自然放養的家畜。調理時鹽分不要太多。飲酒應適量。

二、有意識地進食：慢慢咀嚼與品嚐食物，才能啟動迷走神經與副交感神經系統。神經系統不暴走，便不會製造太多壓力荷爾蒙，腸道才能吸收更多營養素，身體才會有自我修復力。

三、固定吃發酵類食物：德式酸菜、康普茶與未加糖的優格，都能讓腸道菌叢與微生物菌叢保持平衡。

四、避免食用精製糖、麵粉以及加工處理後的肉品：這些食材會導致腸道發炎。

記住，體內百分之八十到八十五的血清素都是在腸道製造的。唯有腸道覺得快樂，我們才會有愉悅的心情。

五、向醫師詢問自己適合哪些營養品：若在飲食中沒有獲取足夠的維生素D、鎂、omega-3脂肪酸，就要靠保健食品來補充。而素食者需要多補充維生素B12、鐵質以及某些胺基酸。

為了健康，坐下來準備吃東西前，必須調整一下心情。慢性壓力會影響你的消化功能，所以更要培養正確的飲食習慣。若你消化有問題，可以運用5R腸道調理計畫去紓緩你腸道的症狀。舉例來說：

一、避免會刺激腸道的食物。

二、補充腸道所欠缺的分泌物或酵素。

三、修復腸道。多吃蔬果、天然未加工的食材以及健康的脂肪。

四、培養腸道內的好菌，富含益生菌的食物。

五、身心放輕鬆，有助於腸道消化食物與吸收養分。

休息

休息與睡眠非常重要，唯有處於放鬆的狀態，身體才能夠製造出療癒性的荷爾蒙，去修復受傷的細胞和組織。這時大腦也才能「暫時離線」。在忙碌的生活中，大腦不斷在發出「戰鬥」的訊息。不管遇到哪種情況，我們總是無意識地做出反應。身體老是在備戰，就會不斷釋放壓力荷爾蒙。唯有休息時，大腦才有時間醞釀創意，好好沉澱一番。在放鬆的狀態下，身體才能釋放令人快樂的化學物質，那遇到這種狀況時，我們才能做出明智的決定。嘗試練習下列的技巧，讓自己充分休息，並提升睡眠品質。

一、觀看或想像一些令人平靜、放鬆的畫面，調節呼吸、把注意力轉回自己的內心，這樣神經系統就不會過度運作。

二、練習冥想，或是全心全意地祈禱。參加宗教或心理輔導活動，讓內心受到撫慰。

三、定時關掉電腦，或是把手機放一邊。找出一些時間讓自己脫離網路世界。

四、設定自己專屬的睡眠條件。睡覺前先營造出平靜的氣氛。設計你個人的睡眠儀式，讓你每天都期待上床的前一刻。設定目標，讓自己每晚至少有六到八小時的好眠。

五、與醫師多多討論，找出一些策略去解決失眠問題，例如催眠、保健食品或認知行為療法都可以嘗試。

你怎麼看待睡眠？人為什麼要休息？有些人以為，睡得少就是體力好，清醒的時間比別人多。這種觀念大錯特錯！你應該多鼓勵自己，不要事事只想討好別人。好好照顧自己。唯有獲得充分的休息，生活的品質才會提升。研究也證實，讓大腦與身體適當地放鬆，你的生產力才會提升，更能做出明智的決定。

定期評估

付出時間與努力，你才能獲得健康！生理、心理與情緒的健康都要照顧到，這樣才有彩色的人生。除了工作、財務狀況或人際關係，健康也是重要的人生目標。因此，追求健康就像跑馬拉松一樣，唯有付出時間，保持恆心與毅力，才能跑到終點。理解自己的健康狀況，設定想要達成的目標，就能一步步邁進。過程中，有許多人事物也會成為助力。定期評估成果，我們才能注意到自己的身心需求。此外，你才能設定可行的目標，務實地觀察進度。當你終於到達終點時，就能享受達成目標的成就與喜悅感。

在這場健康馬拉松的路程上，不論你現在跑了幾公里，最重要的是專注於跑步，不需擔憂何時能到達終點。享受當下的狀態，你就能用輕鬆的心情追求健康。以下是我的建議：

一、安排進度前，先到醫院做全面的健康檢查。你也可以運用本書所列出來的自我評估問題，確定自己現在的狀態，找出你需要加強與修復的健康問題。

二、與醫師一起訂立可行的健康目標，並設下階段性的任務，這樣才容易達成。

三、具體地記錄自己的進展。確定自己的方向正確，看看健康狀況是否有改善，或是造成更多問題。必要時，得重新設定目標。達成目標後，再與醫師討論要設定哪些新目標。

四、達成目標時，跟家人與朋友慶祝一下。如果沒有成功，也要對自己寬容一點。與醫師一起評估你當前的目標完成度，有問題的話就調整進度，再接再厲，一定能成功。

最後，我們要不時想一想，現在身體有沒有哪些問題，哪方面需要多留意，看是要多運動，還是要改善睡眠品質。定期評估成果，確定問題的優先順序，才不會像無頭蒼蠅一樣，毫無效率可言。

心態

心態非常重要！在這本書裡，我一次又一次強調，心態是身體健康的關鍵。不過，大多數人都必須付出努力，才能培養出健康的心態。每天督促自己完成進度，長期下來，思考模式才會改變。哪怕你只是因為不想生病才改變想法，或是聽從醫師的建議去運動或吃得更健康。這也沒關係。日子久了，養成健康習慣後，你就不需要再提醒自己每天要運動、每餐都有吃到蔬菜或是晚上十一點前上床睡覺。它們變成了你的天性，不做還會覺得很奇怪。

檢視自己的內在對話，看看自己是否總是跟自己講負面的話。那些想法會破壞你的自癒力。最好重新設定心態。確定內心總是保持平靜與安穩。不妨試試前面提到的「蘇打技巧」，即停止（Stop）、觀察（Observe）、脫離（Detach）以及肯定（Affirm）：

一、停止大腦的自動導航模式，掌控自己的各種想法，讓心靈主導你的思考模式。

二、觀察你的念頭，不帶評斷，也不要做出反應，單純看自己怎麼想，以及出現了哪些情緒。

三、脫離負面的想法，不要被自己的恐懼感綁架，避免陷入無意識的思考模式。

四、肯定自己，創造正面的想法。

為了發展健康的心態，你必須保持好奇，放開心胸去做各種嘗試。多多質疑自己一些無意識的想法或舉動，檢查你的內在對話是否太負面，導致你總是做出錯誤的決定。清楚地看到自己的弱點，多多關心自己，要跟工作劃清界線，也不要陷在有毒的人際關係；適當運動，避免垃圾食物跟酒類飲料。這麼一來，你就能深刻地理解到，你對自己的身體有自主權，更重要的是，你能決定回應問題的方式。

若有以下的助力，你比較容易培養出健康的心態，讓生活更圓滿：

一、有人鼓勵你，當你的後盾。

二、貫徹到底。

三、找到熱情。

四、對自己保持友善與同理心。

五、時時懷著感恩的心。

六、對計畫有信心，相信自己有能力完成目標。

七、有耐心、不執著以及不任意做出評斷。

還沒達成健康目標前，不妨想像成功那一刻的畫面，品嚐勝利的滋味，並帶著微笑去感受它所創造的正面效果。訓練大腦去接受新的觀點，不斷跟自己說：「我已經慢慢在實現美好的人生了！」保持積極的態度，永遠給自己保留成長的空間。

健康檢查

我寫這本書的目的，是為了讓你更有能力提升心靈與身體的狀態，也是為了讓你更加清楚自己的問題，有需要時應尋求外界的協助。書本不能取代醫師的專業建議。壓力荷爾蒙是生活的大魔王，許多身體的病痛都是它所造成的。不過，基因、病毒與環境毒素也扮演著一定的角色。專業的醫護人員通常能夠判斷症狀是屬於哪疾病，所以你不一定要進行自我評估。他們會安排各種檢驗，也會建議你接受介入治療，以解除身體的病痛。如果某些症狀一直持續不退，務必去醫院接受檢查，醫師會給你適當的照護與治療。

信念、想法、選擇與行為，都是你能決定的。找出問題的癥結點，和醫師商討對策。事實上，你會罹患某種疾病，自己多少要負責任。有些人為了應付壓力，所以透過抽菸、飲酒或是吃垃圾食物來解悶，也有人服用止痛藥成癮，若戒除不掉，請尋求相關專業人士的協助。你要主動為自己的健康負起責任。定期上醫院，測量你的血壓、膽固醇與血糖濃度是否正常。

理想上，做好預防工作，就比較不需要介入性治療。不論你的健康有多大問題，都要記得心靈與身體的連動關係。不論是要準備期末考，或是準備進行化療，保持樂觀的心情都有處於緩解焦慮。許多癌症治療中心都接受整合醫學的概念，在治療方案中加入正念冥想，以此降低患者的壓力。這些方法都很安全，因為我們的療程沒有包含藥物，所以不會影響到正規的醫療手段！

重組工具箱是人生的至寶

疼痛、焦慮、疲倦、失眠與腸道問題等，只是慢性壓力帶來的一部分症狀。每天進行BMW自療法，就能重新設定自律神經系統，進而解除更多的病痛。你會變得更有活力、更有韌性，足以面對壓力與慢性疼痛。更重要的是，你更能掌控心靈的運作方式，進而使神經系統平靜下來。如此一來，你就能保護自己，做出許多明智的選擇。你不再是被動的患者。在每天的生活中，你開始選擇健康的事物，包括食物與心態。你的睡眠時間變長了，品質也變好了。心靈與身體合而為一、共同合作，你就會擁有長壽且健康的人生。

某個身體系統若生病或功能失調，就會影響到所有其他的系統。因此，了解每個部位的連動關係，找出疾病的根本原因非常重要。重組工具箱是全方位的方案，可以解除跟心理、生理以及情緒有關的各項症狀。醫療介入確實很厲害，可以醫好很多病症。但你有責任去理解自己的身體、掌握自己的情緒，以預防各種疾病。你最清楚自己在想什麼，也熟知你生活中有哪些壓力因子。你也知道，強烈的情緒會刺激你的自律神經系統，並且變成身體的某一個症狀。

車禍意外之後，我從醫師變成了患者。那時我更加了解，身心的整合非常重要，因此我的病痛才能得到治癒。作為內科醫師，我見證身心的整合的強大療效，因為我的患者健康問題都有改善。想要解決長期的健康問題，關鍵之處在於學會調節自律神經系統。我誠摯地希望，自己能啟發越來越多人，讓大家都懂得關掉戰或逃的壓力反應模式。大部分的人們都能做到，只要培養正向、健康的心態，下定決心貫徹到底，就可實現目標。在任何時刻，你都可以開始這趟轉變的旅程，它會改變你的人生。

我深深相信，擁有健康的心態，努力改善生活模式，就是給自己最好的禮物。你的醫師以及身邊的親友也都能受惠。因此，培養身心合一的生活理念，並實際運用到生活中，你就能活出最幸福的人生！

謝詞

把單純的理念寫成一整本書，是一件艱困又充滿考驗的任務，令人卻步。許多人幫助我完成了這本書，若沒有他們，我不可能做到。我心中充滿感激與喜悅。

誠摯感謝我的先生，我準備踏入寫作與出版的世界時，他持續不斷地鼓勵我，有耐心地陪伴我，也給我許多啟發。每當我寫作到天快亮時，他總是陪伴在我身旁，靜悄悄地端薑茶給我，深怕打斷我的思考。他堅信，我有能力將健康的訊息帶給全世界，因此我才有動力持續前進。我的兒子Shaan是急診室醫師，負責照顧重症患者。他與一起深入探討預防性與介入性醫學模式的優缺點，我們從彼此身上學到了很多。結論是，這兩種醫學模式並非相互排斥，而是缺一不可。我的女兒Shalni細心檢視內文的文法與句子結構；感謝她的用心付出。感謝我摯愛的妹妹Joty Manocha，她是我最忠實的粉絲與啦啦隊。我愛我的家人，感謝你們，尤其是在最後這兩年間我都沒時間與你們相處，但你們都能諒解。

我想要感謝我親愛的朋友，也就是我的閨密Nishi Dhawan醫師，我們在二十年前就認識了，她在人生旅途上一直陪伴著我。我們共同創立了西岸女性診所。她是推動我前行的力量，感謝她鼓勵我動手寫這本書。在推廣整合醫學的過程中，我們面對許多挑戰與回應，但我們想法一致，互相支持，這是一件萬分美好的事情。若沒有她的陪伴，我不會有勇氣走在這條路上。Jeanny Wong醫師跟我認識很久，我們還在實習時就是好朋友。我發生車禍後，她幫助我展開復健計畫。我接受大大小小手術的過程中，她教我很多事，也支持我去探索整合醫學，以進一步治癒我自己。

患者也教會我許多東西。進入他們的生命，從他們的視角去看待事物，我才能持續成長，不斷學習。我跟患者坦率對待彼此，也建立深厚的感情，所以醫病關係非常好。我要特別感謝他們的信任，特別是他們願意採用整合醫學去改變自己的生命。我的朋友Michael Bentley教導我以患者的身分去分享個人故事。我如此熱切地去關注心靈、大腦和身體的連結都要歸功於他。若沒有他的鼓勵，這本書就只是一些醫學常識而已。他經常與我聯繫，確保我的動力還在；感謝他充滿智慧的指導。

特別感謝要給予Rob Sanders以及他所率領的出版團隊，他們給予我這個寫作新人無比的信心。他們也認同自我療癒的重要性，所以應該將這些訊息傳遞給社會大眾。感謝Lucy Kenward，她做研究的態度非常認真，總是會注意到細節，讓我寫作時不偏離主題。她懂得用深入淺出的方式去表達出艱澀的概念。她相當自律，工作非常認真，對這項出版計畫充滿熱情，總是盡心盡力地指導我。她的努力精神激勵了我，非常謝謝她。

Alison Caldwell是位非常棒的作家。我開始撰寫本書時，她幫助我養成規律性的書寫習慣。文字無法表達出我對Melody Owen的衷心感謝，她擁有驚人的專業知識，有她的幫助，我的手稿才好到能交給出版社。她毫不厭煩地調整我文章的結構，並釐清書中許多概念。

我很幸運，有多位學生幫助我進行研究。Dylan Suyama非常優秀，花費許多心力幫我尋找研究資料。他的寫作能力不容小覷。Remi Kandal在大腦那個章節給我許多幫助。感謝Shannon Trainor博士與Sharon Pendlington，你們耐心地進行了校對工作。Sharon對於營養學的知識與熱情，幫了我許多忙。感謝Rob Comey醫師幫助我完成睡眠那個章節，以及Shirin Kalyan醫師幫助我完成免疫系統那個章節。此外，感謝Leora Kuttner醫師與Bianca Rucker醫師所提供的指導。

附錄A

腸道健康評估表

這份問卷調查的設計目的，在於讓醫師知道你的腸道系統運作如何。請圈選出數字，確定它能夠正確描述你目前的生活型態，然後計算每個分項的總分。

下列藥物的使用頻率	極少	偶爾	常常	頻繁
制酸劑（胃藥）	0	1	4	8
瀉藥	0	1	4	8
抗生素	0	1	4	8
口服抗黴菌藥物	0	1	4	8
胃酸抑制劑（如善胃得、樂酸克或泰可達）	0	1	4	8

乙醯胺酚止痛藥（如泰諾）	0	1	4	8
消炎藥（如布洛芬或阿斯匹靈）	0	1	4	8

一週內吃過幾次下列食物？	0～1	2～4	5～9	10+
甜食	0	1	4	8
軟性飲料	0	1	4	8
咖啡或紅茶	0	1	4	8
油炸食物	0	1	4	8
辛辣的食物	0	1	4	8

項目A	極少	偶爾	常常	頻繁
消化不良：進食過後，食物停留在胃部過久。	0	1	4	8
用餐後不斷打飽嗝或是容易有脹氣。	0	1	4	8
進食中或進食後發生胃痙攣與絞痛。	0	1	4	8

用餐時或用餐後，覺得食物卡在胃裡很不舒服，腹脹感嚴重。	0	1	4	8
有口臭問題。	0	1	4	8
吃一點食物立刻就感到飽足。	0	1	4	8
缺乏食欲，總是跳過用餐時間；飲食時間不正常。	0	1	4	8
加總				

項目B	極少	偶爾	常常	頻繁
想到食物或聞到氣味，胃部就會感到不適。	0	1	4	8
正餐明明吃很多，但一到兩小時後便感到飢餓。	0	1	4	8
進食後一到四小時內胃部突然劇痛、灼熱或悶痛許久。	0	1	4	8
有前述症狀時，你會吃別的東西去緩解，如碳酸飲料、牛奶或胃藥。	0	1	4	8
下胸腔時常出現灼熱感，尤其是躺下或向前彎腰時。	0	1	4	8

各種消化問題會在休息與放鬆時消退不見。	0	1	4	8
吃下辛辣食物、油炸物、巧克力、咖啡、酒品、柑橘類水果或辣椒，會感到胃灼熱或悶痛。	0	1	4	8
進食中常常感到一陣反胃。	0	1	4	8
吞嚥食物或飲料時有困難或感到疼痛。	0	1	4	8
加總				

項目C	極少	偶爾	常常	頻繁
按摩左邊肋骨時，會出現疼痛、觸痛或痠痛感。	0	1	4	8
用餐後二到四小時，才感覺到消化不良、飽足感或腹部緊繃。	0	1	4	8
排氣或排便後，下腹部的不適感就緩解了。	0	1	4	8
吃進特定的食物或飲料會使消化問題變得嚴重。	0	1	4	8
在一天當中，沒有固定的排便習慣或時間。	0	1	4	8

	極少	偶爾	常常	頻繁
上大號時糞便太臭，連自己都受不了。	0	1	4	8
糞便中出現未消化完全的食物。	0	1	4	8
每天出現三次以上大便不成形。	0	1	4	8
腹瀉（經常有稀便或水便）。	0	1	4	8
進食後不久就排便（在三十分鐘之內）。	0	1	4	8
加總				

項目D	極少	偶爾	常常	頻繁
下腹部出現不適感、疼痛或痙攣。	0	1	4	8
情緒波動大，或是食用天然水果與蔬菜後，會出現腹脹、疼痛、痙攣或脹氣。	0	1	4	8
排便時必須用盡全力	0	1	4	8
糞便很小、很硬或乾澀。	0	1	4	8
糞便中帶有黏液。	0	1	4	8

便秘與腹瀉交替發生。	0	1	4	8
直腸疼痛、發癢或痙攣。	0	1	4	8
很少有必須排便的急迫感。	0	1	4	8
時時刻刻都想去排便。	0	1	4	8
	加總			

附錄B

營養補充品

保健食品爭議很多，許多內科醫師會建議患者不需要服用，除非被檢驗出某些功能有缺陷。營養品當然不是為了取代正常飲食，但它們能夠提供輔助性的必要營養素。人體總是會欠缺或流失了某些營養素。重要的是，應該與醫師多多討論，看看如何做會對你最好。事實上，慢性壓力與飲食不均衡都會導致腸道吸收不良以及微量營養素變少。飲食習慣、慢性病與常吃的藥物也對你的身體有不良影響。在這些情況下，營養品也許有點幫助。

每個人都要攝取含有多種營養的食物，最好以植物為主。堅果類、種籽類、高纖維的蔬果都很好。蛋白質來源最好選擇天然放養的雞隻、野生鮭魚等。好脂肪的來源有酪梨、堅果研磨黃油、初榨橄欖油以及椰子油。綠色多葉類蔬菜與海藻（紫菜）能夠提供植物營養素，纖維則含有益菌生（有助於培養好菌）。發酵類食物能提供許多好菌，平衡腸道的微生物菌叢。

評估個人的健康狀況、飲食與生活型態後，我發現營養品對某些患者大有益處，直到他們恢復健康前，保健食品能彌補各類營養素的不足。吃素的人需要某些微量營養素，如維生素B12、鐵質或是某些在動物性食材中才有的胺基酸。而且，我們用來種植蔬菜的土壤已經不再像從前一樣，富含各類維生素與礦物質，所以在某些患者體內越來越缺乏這兩種元素。[1]慢性壓力會導致維生素B5、B3、B6、B12與B1以及諸如鎂等礦物質變少。壓抑胃酸、改善糖尿病症狀的類藥物也會減少體內的維生素與礦物質。

為了紓緩慢性壓力或焦慮所帶來的症狀，除了有良好飲食習慣與壓力控管外，服用營養品也有幫助。針對焦慮症狀，營養品有助於紓緩自律神經系統，使處方藥更能發揮效果。針對失眠，營養品有助於改善睡眠品質，讓人恢復精力，提升白天的認知能力。某些維生素、礦物質與食物有助於身體自我修復，並且度過壓力的折磨，甚至能夠解決全身上下的問題，讓你變得更健康。我自己曾有睡眠不足與焦慮問題，腸道與免疫系統也有損傷，服用營養品後都有所改善。

下面列出的營養品，是我在看診時最常開的品項。當然這份清單不夠全面。所以服用保健食品之前，先找醫師評估你的個人狀況，以判定服用的劑量、可能的副作用以及風險。每一項產品的效力都不同，必須依據不同的製造廠商去調整使用劑量。水溶性維生素比較安全，因為它們不像脂溶性維生素那樣會儲存在人體內。因此，長期服用高劑量的脂溶性微生素時，必須特別小心。

水溶性維生素

高效B群

人處於壓力下，身體會耗盡這些重要的維生素，包括B1、B5、B6、B12。維生素B負責維持許多身體機能，包括神經和血液細胞的功能。食物轉變成能量的新陳代謝過程少不了它們。身體裡的每一個系統要維持健康，維生素必不可少，尤其是皮膚與大腦。

對於吃純素的人或是年長者來說，B12尤其重要，它能補充許多營養。此外，對於固定服用某些藥物（例如降血糖藥）以及患有大腸激躁症的人們來說，B12也很有幫助。大多數的維生素B都會存在於天然食材中，如全穀類食物（糙米、大麥、小米）、豆類（豆科植物、小扁豆）、籽類與堅果類（太陽花籽、杏仁、核桃）以及深色多葉類蔬菜（羽衣甘藍、菠菜、綠花椰菜）。不過維生素B12就大多出現在動物性食材（肉類、家禽、魚類與雞蛋）中。

維生素C

T細胞等免疫細胞功能要好，膠原蛋白合成的產量要多，那一定需要維生素C。科學家還沒有確鑿的證據可證明，大量服用維生素C可預防感冒，但很多人都認為有用。至少我們知道，缺乏維生素C的人免疫力會下降，還很容易生病。

脂溶性維生素

維生素D（膽鈣化醇、D3）

曬曬太陽，身體就能自行製造出這種維生素。攝取某些食物也行，例如添加維生素D的奶製品。跟維生素D有關的營養品能增加骨骼強度，還能改善免疫功能，讓你心情變好。缺乏維生素D，骨折發生的風險就會提高，更有可能罹患自體免疫疾病。居住在溫帶的人，很少有機會曬曬太陽，所以普遍缺乏這種維生素。許多國家都推出了添加維生素D的牛奶，不過，其添加劑量相當保守，僅足以預防被稱為佝僂病的兒童性骨骼疾病。

維生素A

有兩種方式能夠自然產生這種維生素。預先形成的維生素A存在於肉類（尤其是有機肉類）、魚類、家禽以及奶製品之中。維生素原A存在於水果、蔬菜與堅果之中，亦即廣為人知的β－胡蘿蔔素。這兩種都會儲存在肝臟之中。維生素A有助於提升視力與生殖能力，還能改善肺功能、腎功能與免疫系統，而且皮膚還會變好。青少年的成長與發育缺不可少。有些人主張，服用高劑量的維生素A能治療腎上腺機能不全，但請注意，唯有在專業人員的監督下，才能使用這種療法。

維生素E（生育醇）

這種抗氧化劑會幫助細胞去修復DNA，對皮膚與整體的免疫力相當重要。它存在於蔬菜、蔬菜油、酪梨、南瓜、籽類、肉類與雞蛋之中。大多數的人都能從這些食物攝取足夠的維生素E，但患有肝臟或胰臟疾病以及克隆氏症的病友，就吸收不到這種維生素，因而需要額外的營養補充品。身體疼痛、心情沉重的人也特別需要它。手術過後或是在燒燙傷的復原過程，維生素E也很重要。此外，有些罕見的疾病會造成神經問題，這種維生素也有助於改善症狀。

身體確實需要適量的的脂溶性維生素，以確保某些缺陷不會出現。這些維生素儲存在身體內部，因此在服用相關營養品之前，先諮詢專業醫師，否則服用反而會導致其他的健康問題。

礦物質

諸如鈣、鉀、磷、鎂、鐵、矽、錳、鉬、銅、鋅等微量礦物質，「SierraSil」這項保健食品通通都有，我認為它很安全，也建議我的患者使用。我通常不建議使用單一一種礦物質養營品，除了鎂、硒與鋅。

甘氨酸鎂或甘胺酸亞鐵

這種礦物質有助於改善睡眠、心情以及身體裡面的多種酵素。

硒

要調節甲狀腺荷爾蒙以及提升認知功能、生育能力等，就要依靠這項礦物質。巴西堅果裡含有高濃度的硒，每天吃兩到三顆，就滿足了基本的攝取量了。

鋅

這項礦物質存在於人體每一個細胞之中。它主要作用於傷口復原、免疫功能以及DNA修復，對腸道內襯也有治療效果。鋅存在於堅果類、籽類與動物性蛋白質之中。

讓你好睡的營養品

若有嚴重的睡眠障礙，有時候可以服用一些助眠保健食品，效果還不差，但記得先詢問醫師的建議。

甘胺酸鎂

結合甘胺酸的鎂有助於身體吸收。建議劑量：睡前服用兩百至六百毫克。

褪黑激素

這種荷爾蒙可以口服或含在舌下，它有助於睡眠，也具有抗氧化劑的效用。建議劑量：睡前三到四小時口服三至五毫克。

西番蓮

西番蓮可增加大腦內的γ－氨基丁酸（GABA）濃度，後者具有鎮靜效果，有助於治療失眠、焦慮以及疼痛。建議劑量：依據產品的純度，服用兩百至五百毫克。

磷脂絲胺酸

這種磷脂質可降低身體內的皮質醇、增強記憶力並且引發人的睡意。建議劑量：在睡前服用一百毫克。

纈草根

數千年來，人們都使用這種這種植物的根部來保持心情平靜以及提升睡眠品質。建議劑量：剛開始使用時，睡前兩小時服用四百毫克。有需要的話，可逐漸增加至九百毫克。

針對焦慮的營養品

調節生理機能的草藥（Adaptogenic herbs）

這些有療癒力的植物能鎮定神經系統，有助維持體內化學平衡，修復身體的組織。相關的營養品有南非醉茄、紅景天（西安葛根）、聖羅勒以及一種名為瑞羅拉（Relora）的素食膠囊。建議劑量：詢問專科醫師。

皮質醇管控劑（Cortisol Manager）

這種營養品混合了許多植物，能有效降低壓力，讓皮質醇的分泌恢復正常。它有助於調節下視丘—腦下垂體—腎上腺軸的運作。建議劑量：清晨時太早醒來或是夜晚會感到焦慮，可在睡前服用一到兩顆膠囊。

茶胺酸

這種胺基酸存在於綠茶之中。它能夠使你放輕鬆，卻不會昏昏欲睡，也不會造成心臟的負擔。許多學生發現，準備考試時，攝取茶胺酸能提升記憶力、專注力並且減低壓力。這類保健食品很多，所以建議劑量要看其成分表。

磷脂絲胺酸

這種脂肪覆蓋在大腦細胞上頭，具有保護作用，還能在大腦細胞之間傳遞訊息。磷脂絲胺酸存在於奶油中，也被製成AdrenaCalm乳霜及藥片。

有益腸道保健的營養品

從功能醫學的角度來看，腸道是身心健康的關鍵，因為它與其他身體系統息息相關。

甜菜鹼鹽酸鹽（Betaine hydrochloride）

這種營養品能平衡胃部的酸鹼值，這樣它就能充分消化蛋白質，大量吸收礦物質與維生素。為了判定你是否需要服用甜菜鹼鹽酸鹽，在每餐進食到約三分之一時，服用六百五十毫克。如果你立即感到胃灼熱，就代表你的身體已經製造出足夠的鹽酸。如果你並未感到胃灼熱，規律性地服用甜菜鹼鹽酸鹽，應該能夠改善腸道問題。建議劑量：請詢問專科醫師。

消化酵素

腸道與胰臟酵素都有助於消化某些食物。隨著年齡增長，我們對豆類、纖維質與脂肪的消化能力會減退，因為酵素分泌量降低了，而連帶產生的症狀包括腹脹與腸胃脹氣。

左旋麩醯胺酸

這種胺基酸能夠修復受損的腸道且復原腸道內襯。它對消化與免疫系統極為重要，但必須在醫師監督下才能服用，某些患者的大腦會因此過度活化。建議劑量：每天服用三千至五千毫克。

益菌生

益菌生是無法被消化的纖維素，能夠幫助好菌生存與增生。益菌生的食物來源包括大蒜、蘆筍、朝鮮薊、韭蔥、蒲公英嫩葉、味噌以及馬鈴薯澱粉。科學家將益菌生稱為菊糖與果寡糖。近數十年來，人類吃的纖維質越來越少，所以應該補充這類養分。醫界沒有規定益菌生的服用劑量，遵循一般健康指示就可以。建議劑量：每天攝取二十五至四十克的纖維素。

益生菌

身體被病毒或細菌感染、旅行在外、服用太多藥物以及承受慢性壓力，這些情況都會導致腸道內的好菌受傷。有些人吃下發酵類食物，還是無法讓腸道產生好菌，這時就可食用人類多株菌叢，以重新匯集腸道內的微生物菌叢。建議劑量：每天服用高濃度的兩百五十億至一千億個益生菌單位，但若有嚴重的發炎反應就該停止。可向專科醫師詢問確切的服用劑量。

赤榆皮

這種營養品是由赤榆樹的內皮提煉而成。數十年來，人們都使用它去刺激腸道內的黏液分泌。黏液會保護腸道內襯不受到酸液侵襲，後者會導致潰瘍與炎症。建議劑量：依據你所購買的產品是粉末、溶劑或內皮而有所不同。

鋅

這種礦物質有助於治療腸漏症與腸道傷口。它也經常被用來補強免疫系統。含有鋅的食物包括雞肉、紅肉以及某些穀片。建議劑量：每天攝取八到十一毫克。

改善免疫系統的保健食品

這類營養品能夠幫助我們提升免疫力，避免身體狀況越來越差。黃耆、維生素C與生薑都能增強體力。Omega-3魚油含有脂肪酸，具有抗氧化劑的功效，有助於補強免疫系統，並會直接作用於名為B細胞的特定白血球細胞上。[2]在東南亞，數千年來人們都在使用草藥與香料提升免疫力。

薑黃

這種香料能增強免疫力，還能殺菌以及抗發炎，其成分包括薑黃素。

薑黃素

它是薑黃的萃取物，主要用於抗發炎與抗氧化。它對關節炎相當有效。身體難以吸收薑黃素，因此需購買品質好的相關保健食品，例如Meriva。身體能充分吸收這種藥品的薑黃素，而且不會刺激腸道。

大蒜

大蒜所含有的化學物質能夠殺死有害菌種，並且抑制其成長，也不會像抗生素那樣會產生抗藥性。但如果細菌或病毒的感染問題太嚴重，例如血液感染或肺炎，大蒜就派不上用場。它主要的功能是在於增強體力。

生薑

這種植物的根部能夠分解身體裡所積聚的毒素。它能預防疾病與病毒感染，進而增強免疫系統，同時亦具有抗發炎的效果。東方人自古就把生薑當作常備食材，因為它會讓體溫升高、身體出汗，也有助於治好感冒。

omega-3

某些植物或魚類都含有omega-3，這種油都是極佳的抗氧化劑，還能夠穩固免疫系統裡的肥大細胞膜。後者若破裂，就會釋放出會導致炎症（眼睛發癢、流鼻水）的組織胺。omega-3對大腦以及心臟健康也很有益。

海藻

海帶、紫菜等海藻類食物都含有碘，它們對甲狀腺功能有益。如果你正在服用甲狀腺相關藥物，請勿補充更多的碘。

發酵類食物

康普茶、克菲爾菌、德式酸菜、優格、醋以及泡菜，皆為好菌（益生菌）的天然來源，有助於平衡我們的微生物菌叢。各種傳統文化的飲食中都有發酵類食物。

輔酶Q10（泛醌）

身體會自行製造出這種天然的抗氧化劑，也能夠透過食物攝取而來。它被視為身體馬達的「火星塞」。心肌需要大量的輔酶Q10。許多藥物會消耗掉輔酶Q10，例如還原酶抑制劑（statin）類藥物。

- The Well Project. Understanding the immune system. 2020 Jan 15. Available from: https://www.thewellproject.org/hiv-information/ understanding-immune-system. Accessed 2020 Feb 24.
- WebMd. Stress and asthma. No date. Available from: http://www. webmd.com/asthma/guide/stress-asthma#1. Accessed 2020 Feb 24.
- Wolkin J. Train your brain to boost your immune system. 2016 Mar 23. Available from: https://www.mindful.org/train-brain-boostimmune-system/. Accessed 2020 Feb 24.

react-vs-respond. Accessed 2020 Feb 24.

- Lane E. What is muscle memory? Get back in the gym and gains will return fast--thanks to muscle memory. Men's Health. 2015 Jun 24. Available from: http://www.menshealth.co.uk/building-muscle/ what-is-muscle-memory. Accessed 2020 Feb 24.
- Manitoba Trauma Information & Education Centre. Post-traumatic growth. No date. Available from: http://trauma-recovery.ca/ resiliency/post-traumatic-growth/. Accessed 2020 Feb 24.
- McGonigal K. How to make stress your friend. tedglobal 2013. [Video] 2013 Jun. Available from: https://www.ted.com/talks/ kelly_mcgonigal_how_to_make_stress_your_friend. Accessed 2020 Feb 24.
- Newman J. How breast milk protects newborns. KellyMom. Updated 2018 Jan 2. Available from: https://kellymom.com/pregnancy/ bf-prep/how_breastmilk_protects_newborns/. Accessed 2020 Feb 24.
- Rifkin R. How shallow breathing affects your whole body. Headspace. com. No date. Available from: https://www.headspace.com/ blog/2017/08/15/shallow-breathing-whole-body/. Accessed 2020 Feb 24.
- Robbins T. Why we do what we do. ted2006. [Video] 2006 Feb. Available from: https://www.ted.com/talks/tony_robbins_asks why we do what we do. Accessed 2020 Feb 24.
- Roberts C. Natural ways to boost your immune system. Active Beat. Updated 2020 Jan 20. Available from: https://www.activebeat.com/ diet-nutrition/10-natural-ways-to-boost-your-immune-system/10/. Accessed 2020 Feb 24. 306
- Sadhguru. The four parts of the mind—Vinita Bali with Sadhguru. [Video] 2015 May 27. Available from: https://www.youtube.com/ watch?v=PhvhMiPiKao. Accessed 2020 Feb 24.
- ScienceDaily. How we form habits, change existing ones. Society for Personality and Social Psychology. 2014 Aug 8. Available from: https:// www.sciencedaily.com/releases/2014/08/140808111931.htm. Accessed 2020 Feb 24.

muscle-memory-trauma-andmassage-therapy. Accessed 2020 Feb 24.

- Gray N. Omega-3 backed to boost immune response, not just battle inflammation: study. Nutra Ingredients. 2013 Apr 1. Available from: https://www.nutraingredients.com/Article/2013/04/02/Omega3-backed-to-boost-immune-health-not-just-battle-inflammation. Accessed 2020 Feb 24.
- Harvard Health Publishing. Men and depression. Harvard Mental Health Letter. 2006 Nov. Available from: https://www.health. harvard.edu/newsletter_article/Men_and_depression. Accessed 2020 Feb 24.
- Harvard Health Publishing. Stress and your heart. Harvard Women's Health Watch. 2013 Dec. Available from: https://www.health. harvard.edu/heart-health/stress-and-your-heart. Accessed 2020 Feb 24.
- Heart Matters. Feeling stressed? Research shows how stress can lead to heart attacks and stroke. No date. Available from: https://www.bhf. org.uk/informationsupport/heart-matters-magazine/news/behindthe-headlines/stress-and-heart-disease. Accessed 2020 Feb 24.
- How Sleep Works. Available from: https://www.howsleepworks.com. Accessed 2020 Feb 24.
- Howes L. Heal your body with your mind: Dr. Joe Dispenza. [Video] 2018 Aug 12. Available from: https://www.youtube.com/watch? reload=9&v=MggxikoZN80. Accessed 2020 Feb 24.
- Howes L. Your thoughts will heal or kill you with Marisa Peer and Lewis Howes. [Video] 2018 Sep 18. Available from: https://www.youtube. com/watch?v=V4TqTkks7aa. Accessed 2020 Feb 24.
- Hudson T. Cortisol and sleep: the hPa axis activity connection. Integrative Therapeutics. 2017 Feb 6. Available from: https://www. integrativepro.com/Resources/Integrative-Blog/2017/Cortisoland-Sleep. Accessed 2020 Feb 24.
- James M. React vs. respond. What's the difference? Psychology Today blog. 2016 Sep 1. Available from: https://www.psychologytoday. com/ca/blog/focus-forgiveness/201609/

j.psyneuen.2004.11.002.

- Wadley AJ, Holliday A, et al. Preliminary evidence of reductive stress in human cytotoxic T cells following exercise. J Appl Physiol. 2018 Aug; 125(2):586–595. doi: 10.1152/japplphysiol.01137.2017.
- Yan W. Impact of prenatal stress and adulthood stress on immune system: a review. Biomed Res. 2012; 23(3):315–320. Available from: https://www.alliedacademies.org/articles/impact-of-prenatalstress-and-adulthood-stress-on-immune-system-a-review.pdf.

其他類型的文章與影片

- American Heart Association. Stress and heart health. Last reviewed 2014 Jun 17. Available from: https://www.heart.org/en/healthyliving/healthy-lifestyle/stress-management/stress-and-hearthealth. Accessed 2020 Feb 24.
- American Psychological Association. Stress weakens the immune system. 2006 Feb 23. Available from: https://www.apa.org/research/ action/immune. Accessed 2020 Feb 24.
- Bailey R. An introduction to hormones. ThoughtCo. 2019 Sep 1. Available from: https://www.thoughtco.com/hormones-373559. Accessed 2020 Feb 24.
- Burschka J. What your breath could reveal about your health. ted@ MerckKgaa, Darmstadt, Germany. [Video] 2018 Nov. Available from: https://www.ted.com/talks/julian_burschka_what_your_ breath_could_reveal_about_your_health. Accessed 2020 Feb 24.
- Centers for Disease Control and Prevention. Adverse childhood experiences. Last reviewed 2019 Apr 2. Available from: https://www.cdc. gov/violenceprevention/acestudy/index.html. Accessed 2020 Feb 24. 304
- Centers for Disease Control and Prevention. High blood pressure, frequently asked questions. Last reviewed 2020 Jan 28. Available from: https://www.cdc.gov/bloodpressure/faqs.htm. Accessed 2020 Feb 24.
- Fehrs L. Muscle memory, trauma and massage therapy. Institute for Integrative Healthcare. 2013 Aug 1. Available from: https://www. integrativehealthcare.org/mt/

- Puertollano MA, Puertollano E, et al. Dietary antioxidants: immunity and host defense. Curr Top Med Chem. 2011; 11(14):1752–1766.
- Puterman E, Lin J, et al. The power of exercise: buffering the effect of chronic stress on telomere length. PloSoNe 2010 May; 5(5):e10837. doi: 10.1371/journal.pone.0010837.
- Radosevich P, Nash J, et al. Effects of low- and high-intensity exercise on plasma and cerebrospinal fluid levels of ir--endorphin, acth, cortisol, norepinephrine and glucose in the conscious dog. Brain Research. 1989 Sep 25; 498(1):89–98. doi: 10.1016/0006-8993(89) 90402-2.
- Russo MA, Santarelli DM, O'Rourke D. The physiological effects of slow breathing in a healthy human. Breathe (Sheff). 2017 Dec; 13(4):298– 309. doi: 10.1183/20734735.009817.
- Scully D, Kremer J, et al. Physical exercise and psychological well being: a critical review. Brit J Sports Med. 1998; 32(2):111–120. doi: 10.1136/bjsm.32.2.111.
- Shaykhiev R, Crystal RG. Innate immunity and chronic obstructive pulmonary disease: a mini-review. Gerontol. 2013; 59(6):481–489. doi: 10.1159/000354173.
- Simpson RJ, Kunz H, et al. Exercise and the regulation of immune functions. Prog Mol Biol Transl Sci. 2015; 135:355–380. doi: 10.1016/ bs.pmbts.2015.08.001.
- Smith SM, Vale WW. The role of the hypothalamic-pituitary-adrenal axis in neuroendocrine responses to stress. Dialogues Clin Neurosci. 2006 Dec; 8(4):383–395. Available from: https://www.ncbi.nlm. nih.gov/pmc/articles/PMc3181830/.
- Starkie R, Ostrowski S, et al. Exercise and Il-6 infusion inhibit endotoxin-induced tNf-production in humans. faSeB Journal. 2003 May; 17(8):884–886. doi: 10.1096/fj.02-0670fje.
- Tettamanti L, Caraffa AI, et al. Different signals induce mast cell inflammatory activity: inhibitory effect of vitamin E. J Biol Regul Homeost Agents. 2018; 32(1):13–19.
- Traustadóttir T, Bosch P, Matt K. The hPa axis response to stress in women: effects of aging and fitness. Psychoneuroendocrinol. 2005; 30(4):392–402. doi: 10.1016/

and sex hormones in anaerobic and aerobic exercise. Eur J Appl Physiol. 1982; 49(3):389–399. doi: 10.1007/ bf00441300.

- Labzin LI, Heneka MT, Latz E. Innate immunity and neurodegeneration. Annu Rev Med. 2018 Jan; 69:437–449. doi:10.1146/ annurev-med-050715-104343.
- Li J, Perez-Perez GI. Helicobacter pylori the latent human pathogen or an ancestral commensal organism. Front Microbiol. 2018 Apr 3; 9:article 609. doi: 10.3389/ fmicb.2018.00609.
- Mayer EA. The neurobiology of stress and gastrointestinal disease. Gut. 2000 Dec 1; 47(6):861–869. doi: 10.1136/gut.47.6.861.
- Mollazadeh H, Cicero AFG, et al. Immune modulation by curcumin: the role of interleukin-10. Crit Rev Food Sci Nutr. 2017 Sep 6; 59(1):89– 101. doi: 10.1080/10408398.2017.1358139.
- Moss D, Shaffer F. The application of heart rate variability biofeedback to medical and mental health disorders. Biofeedback. 2017; 45(1):2–8.
- Nabkasorn C, Miyai N, et al. Effects of physical exercise on depression, neuroendocrine stress hormones and physiological fitness in adolescent females with depressive symptoms. Eur J Pub Health. 2006 Apr; 16(2):179–184. doi: 10.1093/eurpub/cki159.
- Navegantes KC, de Souza Gomes R, et al. Immune modulation of some autoimmune diseases: the critical role of macrophages and neutrophils in the innate and adaptive immunity. J Transl Med. 2017; 15(1):36. doi: 10.1186/s12967-017-1141-8.
- Neu J, Rushing J. Cesarean versus vaginal delivery: long-term infant outcomes and the hygiene hypothesis. Clin Perinatol. 2011 Jun; 38(2):321–331. doi: 10.1016/ j.clp.2011.03.008. 302
- Power G, Dalton B, et al. Motor unit number estimates in masters runners : use it or lose it? Med Sci Sports Exercise. 2010 Sep; 42(9):1644–1650. doi: 10.1249/ mss.0b013e3181d6f9e9.
- PruettSB. Stress and the immune system. Pathophysiology. 2003 May; 9(3):133–153. doi: 10.1016/s0928-4680(03)00003-8.

- Du M, Chen ZJ. dNa-induced liquid phase condensation of cgaS activates innate immune signaling. Science. 2018 Aug 17; 361(6403):704–709. doi: 10.1126/science.aat1022.
- Elliott DE, Siddique SS, Weinstock JV. Innate immunity in disease. Clin Gastroenterol Hepatol. 2014 May; 12(5):749–755. doi: 10.1016/j. cgh.2014.03.007.
- Ersche KD, Lim T-V, et al. Creature of habit: a self-report measure of habitual routines and automatic tendencies in everyday life. Pers Individ Dif. 2017 Oct 1; 116:73–85. doi: 10.1016/j.paid.2017.04.024.
- Francino MP. Antibiotics and the human gut microbiome: dysbioses and accumulation of resistances. Front Microbiol. 2016 Jan 12; 6:1543. doi: 10.3389/fmicb.2015.01543.
- Guimarães MR, Leite FR, et al. Curcumin abrogates lPS-induced proinflammatory cytokines in RaW 264.7 macrophages. Evidence for novel mechanisms involving SocS-1, -3 and p38 MaPK. Arch Oral Biol. 2013 Aug 22; 58(10):1309–1317. doi: 10.1016/j. archoralbio.2013.07.005.
- Hato T, Dagher PC. How the innate immune system senses trouble and causes trouble. Clin J Am Soc Nephrol. 2015 Aug; 10(8):1459–1469. doi: 10.2215/cJN.04680514.
- Hirtosu C, Tufik S, Andersen ML. Interactions between sleep, stress, and metabolism: from physiological to pathological conditions. Sleep Sci. 2015 Nov; 8(3):143–152. doi: 10.1016/j.slsci.2015.09.002.
- Jacks D, Sowash J, et al. Effect of exercise at three intensities on salivary cortisol. Med Sci Sports Exercise. 1999 May; 31(Suppl.):S266. doi: 10.1097/00005768-199905001-01290.
- Kamada N, Rogler G. The innate immune system: a trigger for many chronic inflammatory intestinal diseases. Inflamm Intest Dis. 2016 Jul; 1(2):70–77. doi: 10.1159/000445261.
- Kenny MJ, Ganta CK. Autonomic nervous system and immune system interactions. Compr Physiol. 2014 Jul; 4(3):1177–1200. doi: 10.1002/cphy.c130051.
- Kindermann W, Schnabel A, et al. Catecholamines, growth hormone, cortisol, insulin,

- Bunt J, Boileau R, et al. Sex and training differences in human growth hormone levels during prolonged exercise. J Appl Physiol. 1986 Nov; 61(5):1796–1801. doi: 10.1152/jappl.1986.61.5.1796.
- Buono M, Yeager J, Hodgdon J. Plasma adrenocorticotropin and cortisol responses to brief high-intensity exercise in humans. J Appl Physiol. 1986 Oct; 61(4):1337–1339. doi: 10.1152/jappl.1986.61.4.1337.
- Chen E, Miller GE. Stress and inflammation in exacerbations of asthma. Brain Behav Immun. 2007 Nov; 21(8):993–999. doi: 10.1016/j. bbi.2007.03.009.
- Cheungsamarn S, Rattanamongkolgul S, et al. Reduction of atherogenic risk in patients with type 2 diabetes by curcuminoid extract: a randomized controlled trial. J Nutr Biochem. 2014 Feb; 25(2):144–150. doi: 10.1016/j.jnutbio.2013.09.013.
- Christian LM. Stress and immune function during pregnancy: an emerging focus in mind-body medicine. Curr Dir Psychol Sci. 2015 Feb; 24(1):3–9. doi: 10.1177/0963721414550704.
- Cianci R, Pagliari D, et al. The microbiota and immune system crosstalk in health and disease. Mediators Inflamm. 2018; 2018:2912539. doi: 10.1155/2018/2912539.
- Corcoran P. Use it or lose it—the hazards of bed rest and inactivity. West J Med. 1991 May; 154:536–538. Available from: https://www. ncbi.nlm.nih.gov/pmc/articlcs/PMc1002823/pdf/ westjmed00105-0054.pdf. Accessed 2020 Feb 25.
- Craft LL. Exercise and clinical depression: examining two psychological mechanisms. Psychol Sport Exercise. 2005 Mar; 6(2):151–171. doi: 10.1016/j.psychsport.2003.11.003. 300
- Dimsdale JE. Psychological stress and cardiovascular disease. J Am Coll Cardiol. 2008 Apr 1; 51(13):1237–1246. doi: 10.1016/j. jacc.2007.12.024.
- Ding S, Jiang H, Fang J. Regulation of immune function by polyphenols. J Immunol Res. 2018; 2018:1264074. doi: 10.1155/2018/1264074. Dishman R, Berthoud H, et al. Neurobiology of exercise. Obesity. 2012 Sep 6; 14(3):345–356. doi: 10.1038/oby.2006.46.

期刊雜誌

- Brewer J. The science of bad habits. Mindful magazine. 2018 Apr; 60–63. Available for purchase from: https://www.mindful.org/issue/ april-2018/.
- Finkel M. While we sleep, our mind goes on an amazing journey. National Geographic. 2018 Aug; 40–77. Available from: https:// www.nationalgeographic.com/magazine/2018/08/science-ofsleep/. Accessed 2020 Feb 24.
- Maté G. Inside the ayahuasca experience: when shamanism meets psychotherapy. 2018 Sep/Oct. Psychotherapy Networker. Available from: https://psychotherapynetworker.org/magazine/article/2311/ inside-the-ayahuasca-experience/. Accessed 2020 Feb 24.
- Ricard M, Lutz A, Davidson RJ. Mind of the meditator. Scientific Amer-ican:MINd. Special ed. 2018 Mar; 27(1s): 90–97. Available for purchase from: https://www.scientificamerican.com/magazine/ special-editions/2018/special-editions-volume-27-issue-1s/.
- Smookler E. Focus on the good. Mindful magazine. 2018 Apr; 30–32. Available for purchase from: https://www.mindful.org/issue/ april-2018/.

科學文章

- Bartlett DB, Willis LH, et al. Ten weeks of high-intensity interval walk training is associated with reduced disease activity and improved innate immune function in older adults with rheumatoid arthritis: a pilot study. Arthritis Res Ther. 2018; 20(1):127. doi: 10.1186/ s13075-018-1624-x.
- Blumenthal J, Fredrikson M, et al. Aerobic exercise reduces levels of cardiovascular and sympathoadrenal responses to mental stress in subjects without prior evidence of myocardial ischemia. Am J Cardiol. 1990 Jan; 65(1):93–98. doi: 10.1016/0002-9149(90)90032-v.
- Bonnet MH, Arand DL. Hyperarousal and insomnia: state of the science. Sleep Med Rev. 2010 Feb; 14(1):9–15.

- Gaby A. Nutritional medicine. Concord, Nh: Fritz Perlberg Publishing; 2017.
- Hanson R, Hanson F. Resilient: find your inner strength. London: Rider Books; 2018.
- Hanson R, Mendius R. Buddha's brain: the practical neuroscience of happiness, love, and wisdom. Oakland, ca: New Harbinger Publications; 2009.
- Junger A. Clean gut: the breakthrough plan for eliminating the root cause of disease and revolutionizing your health. New York: Harper-Collins; 2015.
- Maté G. When the body says no. Toronto: Vintage Canada; 2012.
- McGraw PC. Self matters: creating your life from the inside out. New York: Free Press; 2001.
- Myers A. The autoimmune solution: prevent and reverse the full spectrum of inflammatory symptoms and diseases. New York: HarperOne; 2017.
- Northrup C. The wisdom of menopause: creating physical and emotional health during the change. New York: Bantam Books; 2012.
- Perlmutter D, Loberg K. Brain maker: the power of gut microbes to heal and protect your brain—for life. London: Yellow Kite; 2015.
- Pert CB. Molecules of emotion: why you feel the way you feel. New York: Scribner; 2003.
- Rankin L. Mind over medicine. Carlsbad, ca: Hay House; 2013.
- Robbins M. The 5 second rule: transform your life, work, and confidence with everyday courage. uSa: Savio Republic; 2017. 298
- Siegel DJ. The mindful brain: reflection and attunement in the cultivation of well-being. New York: W.W. Norton; 2007.
- Talbott SM. The cortisol connection: why stress makes you fat and ruins your health—and what you can do about it. Alameda, ca: Hunter House; 2007.
- Winter WC. The sleep solution: why your sleep is broken and how to fix it. New York: Berkley; 2017.

參考資料

書籍

- Amen DG. Change your brain, change your life. New York: cMI/ Premier Education Solutions; 2011.
- Bredesen DE, LeMonnier J. The end of Alzheimer's: the first program to prevent and reverse cognitive decline. Waterville, Me: Thorndike Press; 2018.
- Brown B. The gifts of imperfection: let go of who you think you're supposed to be and embrace who you are. Charleston, Sc: Instaread Summaries; 2014.
- Chopra DM. Perfect health. Milsons Point, NSW: Random House Australia; 2001.
- Chopra DM. Quantum healing: exploring the frontiers of mind/body medicine. New York: Bantam Books; 2015.
- Crowley C, Lodge HS. Younger next year for women: live strong, fit, and sexy—until you're 80 and beyond. New York: Workman Publishing; 2007.
- CuddyAJC. Presence: bringing your boldest self to your biggest challenges. New York: Little Brown and Company; 2015.
- Dienstfrey H. Where the mind meets the body. New York: Harper Collins; 1991.
- Dispenza J. You are the placebo: making your mind matter. Carlsbad, ca: Hay House, Inc.; 2015. 297
- Dispenza J, Amen DG. Breaking the habit of being yourself. Carlsbad, ca: Hay House; 2015.
- Doidge N. The brain's way of healing: remarkable discoveries and recoveries from the frontiers of neuroplasticity. Brunswick, Victoria, Australia: Scribe Publications; 2017.
- Domar AD, Dreher H. Healing mind, healthy woman. London: Thor-sons; 1997.
- Fritz MA, Speroff L. Clinical gynecologic endocrinology and infertility. Philadelphia: Lippincott Williams & Wilkins; 2010.

16. Achor S. Positive intelligence. Harvard Business Review. 2012 Jan–Feb. Available from: https://hbr.org/2012/01/positive-intelligence. Accessed 2020 Apr 5. See also: Lyubomirsky S, King L, Diener, E. The benefits of frequent positive affect: does happiness lead to success? Psychol Bull. 2005 Oct 31; 131(6): 803–855. doi: 10.1037/0033-2909.131.6.803 .

附錄B

1. Scheer R, Moss D. Dirt poor: have fruits and vegetables become less nutritious? Scientific American. 2011 Apr 27. Available from: https://www.scienti/camerican.com/article/soil-depletion-and-nutrition-loss/. Accessed 2020 Feb 3.
2. Gurzell EA, Teague H, et al. DNA-enriched fish oil targets B cell lipid microdomains and enhances ex vivo and in vivo B cell function. J Leukocyte Biol. 2013 Apr; 93(4):463–470. doi: 10.1189/jlb.0812394.

Available from: https://www.healthknowledge.org.uk/e-learning/epidemiology/practitioners/measures-disease- frequency-burden. Accessed 2020 Feb 3.

6. Fairweather D, Rose NR. Women and autoimmune diseases. Emerg Infectious Dis. 2004 Nov; 10(11):2005–2011. doi: 10.3201/ eid1011.040367.
7. Manzel A, Muller DN, et al. Role of "Western" diet in inflammatory autoimmune diseases. Curr Allergy Asthma Rep. 2014 Jan; 14(1):404. doi: 10.1007/s11882-013-0404-6.
8. Daruna JH. Introduction to psychoneuroimmunology. 2nd ed. London: Elsevier, Inc.; 2012.
9. Besedovsky L, Lange T, Born J. Sleep and immune function. Pflugers Arch – Eur J Physiol. 2012 Jan; 463(1): 121–137, doi: 10.1007/ s00424-011-1044-0.
10. Chopra D, Tanzi R. The healing self: a revolutionary new plan to supercharge your immunity and stay well for life. New York: Harmony Books; 2018.
11. Epel ES, Puterman E, et al. Meditation and vacation effects have an impact on disease-associated molecular phenotypes. Transl Psychiatry. 2016 Aug 30; 6(8):e880. doi: 10.1038/tp.2016.164.
12. Black DS, Slavich GM. Mindfulness meditation and the immune system: a systematic review of randomized controlled trials. Ann NY Acad Sci. 2016 Jun; 1373(1):13–24. doi: 10.1111/nyas.12998.
13. Mount Sinai Health System. Systems biology research study reveals benefits of vacation, meditation. ScienceDaily. 2016 Aug 30. Available from: https://www.sciencedaily.com/releases/2016/08/160830091815.htm. Accessed 2020 Feb 25.
14. Stenström CH, Minor MA. Evidence for the benefit of aerobic and strengthening exercise in rheumatoid arthritis. Arthritis Care & Res. 2003 Jun 15; 49(3):428–434, doi: 10.1002/art.11051.
15. Clarke CD. How gratitude actually changes your brain and is good for business. Thrive Global. 2018 Feb 7. Available from: https://thriveglobal.com/stories/how-gratitude-actually-changes-your- brain-and-is-good-for-business/. Accessed 2020 Feb 3.

13. Wolf E, Kuhn M, et al. Synaptic plasticity model of therapeutic sleep deprivation in major depression. Sleep Med Rev. 2016 Dec; 30:53–62. doi: 10.1016/j.smrv.2015.11.003.
14. Consumer Reports. Why Americans can't sleep: people are desperate for shut-eye, and turning to drugs, supplements and high-tech gadgets for help. 2016 Jan 14. Available from: https://www. consumerreports.org/sleep/why-americans-cant-sleep/. Accessed 2019 Sep 11.
15. Breus MJ. How can binaural beats help you sleep better? Psychology Today. 2018 Oct 11. Available from: https://www.psychologytoday. com/us/blog/sleep-newzzz/201810/how-can-binaural-beats-help- you-sleep-better. Accessed 2020 Feb 3.
16. Wolfson E. The rise of Ambien: why more Americans are taking the sleeping pill and why the numbers matter. HuPost. 2013 Jul 8. Available from https://www.hupost.com/entry/ambien_ b_3223347. Accessed 2020 Feb 3.

第八章

1. D'Acquisto F. Aective immunology: where emotions and the immune response converge. Dialogues Clin Neurosci. 2017 Mar; 19(1):9–19. Available from: https://www.ncbi.nlm.nih.gov/pmc/ articles/C8)5442367/. Accessed 2020 Feb 3.
2. Mattes E, McCarthy S, et al. Maternal mood scores in mid-pregnancy are related to aspects of neonatal immune function. Brain Behav Immun. 2009 Mar; 23(3):380–388. doi: 10.1016/j. bbi.2008.12.004.
3. Strachan DP. Hay fever, hygiene, and household size. British Med J. 1989; 299:1259–1260. doi: 10.1136/bmj.299.6710.1259.
4. Zheng P, Zeng B, et al. Gut microbiome remodeling induces depressive-like behaviors through a pathway mediated by the host's metabolism. Molecular Psychiatry. 2016; 21:786–796. Available from https://www.nature.com/articles/mp201644. Accessed 2020 Feb3.
5. Health Knowledge. Measures of disease frequency and disease burden. No date.

3. Available from: https://hbr.org/2011/03/sleep- is-more-important-than-f. Accessed 2020 Feb 3.

5. National Sleep Foundation. National Sleep Foundation recommends new sleep times. 2015 Feb 2. Press release. Available from: https:// www.sleepfoundation.org/press-release/national-sleep-foundation- recommends-new-sleep-times. Accessed 2020 Feb 3.
6. American Sleep Apnea Association. Sleep health terminology: the difference between insomnia and sleep deprivation. 2017 Jun 9. Available from: https://www.sleepapnea.org/sleep-health-terminology-insomnia-versus-sleep-deprivation/. Accessed 2020 Feb3.
7. Centers for Disease Control and Prevention. 1 in 3 adults don't get enough sleep. Available from: https://www.cdc.gov/media/ releases/2016/p0215-enough-sleep.html. Accessed 2020 Feb 3. See also: Vriend J, Corkum P. Clinical management of behavioral insomnia of childhood. Psychol Res Behav Manag. 2011; 4:69–79. doi: 10.2147/PRBM.S14057.
8. Weeks, BS. MIT study: cell phone radiation linked to insomnia, confusion, headaches, depression. 2008 Jan 20. Available from: http://weeksmd.com/2008/01/mit-study-cell-phones-and-insomnia/. Accessed 2020 Feb 3.
9. Harvard Health Publishing. Sleep and mental health. Harvard Mental Health Letter. Available from: https://www.health.harvard.edu/ newsletter_article/sleep-and-mental-health. Accessed 2020 Feb 3.
10. National Sleep Foundation. Aging and sleep. 2009 Dec. Available from: https://www.sleepfoundation.org/articles/aging-and-sleep. Accessed 2020 Feb 3.
11. National Institute of Neurological Disorders and Stroke. Restless legs syndrome fact sheet. 2019 Aug 13. Available from: https://www. ninds.nih.gov/Disorders/Patient-Caregiver-Education/Fact-Sheets/Restless-Legs-Syndrome-Fact-Sheet. Accessed 2019 Nov 28.
12. ScienceDaily. Sleep loss dramatically lowers testosterone in healthy young men. 2011 Jun 1. Available from: https://www.sciencedaily.com/releases/2011/05/110531162142.htm. Accessed 2020 Feb 3.

Available from: https://www.cdc.gov/stroke/index. htm. Accessed 2020 Mar 29.

12. Komamura K, Fukui M, et al. Takotsubo cardiomyopathy: pathophysiology, diagnosis and treatment. World J Cardiol. 2014 Jul 26; 6(7):602–609. doi: 10.4330/wjc.v6.i7.602.
13. Blumenthal JA, Sherwood A, et al. Enhancing cardiac rehabilitation with stress management training: a randomized, clinical efficacy trial. Circulation. 2016 Mar 21; 133(14):1341–1350. doi: 10.1161/CIRCULATIONAHA.115.018926.
14. Orth-Gomér K, Schneiderman N, et al. Stress reduction prolongs life in women with coronary disease: the Stockholm Women's Intervention Trial for Coronary Heart Disease (SWITCHD). Circ Cardiovasc Qual Outcomes. 2009 Jan; 2(1):25–32. doi: 10.1161/CIRCOUTCOMES.108.812859.
15. McCraty R. Science of the heart, volume 2: exploring the role of the heart in human performance, an overview of research conducted by the HeartMath Institute. 2016 Feb. doi: 10.13140/.&.2.1.3873.5128.
16. NicholsH.Whataretheleadingcausesofdeathinthe7"? Medical News Today. 2019 Jul 4. Available from: https://www.medicalnewstoday.com/articles/282929.php. Accessed 2019 Sep 4.

第七章

1. Eugene A R, Masiuk J. The neuroprotective aspects of sleep. MEDtube Sci. 2015 Mar; 3(1):35–40.
2. 阿瑟林斯基當時是芝加哥大學的博士候選人，在睡眠方面的研究領先各界。他被公認為當代睡眠研究的奠基者。今日我們仍在使用他所提出的方法，並透過腦電圖去研究睡眠狀態。
3. National Sleep Foundation. What happens when you sleep? No date. Available from: https://www.sleepfoundation.org/articles/what- happens-when-you-sleep. Accessed 2020 Feb 24.
4. Schwartz T. Sleep is more important than food. Harvard Business Review. 2011 Mar

產生出的腦排鈉利尿胜肽（brain natriuretic peptide），都是心臟天生就會分泌出的物質。它們有助於調節心臟內的血液流量與血壓。

2. Saver JL. Time is brain-quantified. Stroke. 2006 Jan; 37:263–266. Available from: https://www.ahajournals.org/doi/pdf/10.1161/01.STR.0000196957.55928.ab. Accessed 2020 Feb 3.
3. McCurry J. Japanese woman "dies from overwork" after logging 159 hours of overtime in a month. Guardian. 2017 Oct 5. Available from: https://www.theguardian.com/world/2017/oct/05/japanese- woman-dies-overwork-159-hours-overtime. Accessed 2020 Feb 3.
4. Whitworth JA, Williamson PM, et al. Cardiovascular consequences of cortisol excess. Vasc Health Risk Manag. 2005 Dec; 1(4): 291–299. doi: 10.2147/vhrm.2005.1.4.291.
5. Friedman MD, Rosenman RH. Association of specific overt behavior pattern with blood and cardiovascular findings. JAMA. 1959; 169(12):1286–1296. doi: 10.1001/jama.1959.03000290012005.
6. 這項結果很可能也適用於女性身上，但我們還需要更多研究才能去證實。
7. Ford DE, Mead LA, et al. Depression is a risk factor for coronary artery disease in men: the precursors study. Arch Intern Med. 1998; 158(13):1422–1426. doi: 10.1001/archinte.158.13.1422.
8. Centers for Disease Control and Prevention. High blood pressure. Last reviewed 2020 Jan 28. Available from: https://www.cdc.gov/bloodpressure/faqs.htm. Accessed 2020 Mar 29.
9. Kloner RA, Leor J, etal. Population-based analysis of the effect of the Northridge Earthquake on cardiac death in Los Angeles County, California. J Am College Cardiol. 1997 Nov; 30(5):1174–1180. doi: 10.1016/S0735-1097(97)00281-7.
10. Saver JL. Time is brain-quantified. Stroke. 2006 Jan; 37:263–266. Available from: https://www.ahajournals.org/doi/pdf/10.1161/01.STR.0000196957.55928.ab. Accessed 2020 Feb 3.
11. Centers for Disease Control and Prevention. Stroke. Last reviewed 2020 Feb 19.

need/. Accessed 2020 Feb 3.
16. Mel Robbins. The five elements of the 5 second rule. 2018 Apr 25. Available from: https://melrobbins.com/blog/five-elements-5-second-rule. Accessed 2020 Feb 24.
17. Qi L, Kobayashi M, et al. Effects of forest bathing on cardiovascular and metabolic parameters in middle-aged males. Evid Based Complement Alternat Med. 2016; 2016:2587381. doi: 10.1155/2016/2587381.
18. Harvard sociologist Amy Cuddy's research on power posing has been controversial. See: Perry S. Is "power posing" back? MinnPost. 2018 Mar 30. Available from: https://www.minnpost.com/second-opinion/2018/03/power-posing-back/. Accessed 2020 Feb 3. 我相信，擺出有自信的姿勢，可以改變情緒，為身心帶來正面的影響。試試看，反正不會有什麼損失。
19. Harvard Health Publishing. Exercising to relax. Harvard Men's Health Watch. 2018 Jul 13. Available from: https://www.health.harvard.edu/staying-healthy/exercising-to-relax. Accessed 2020 Feb3.
20. Kohl HW III, Cook HD, eds. Physical activity, fitness, and physical education: effects on academic performance. Chapter 4 in: Educating the student body: taking physical activity and physical education to school. Washington, DC Committee on Physical Activity and Physical Education in the School Environment; Food and Nutrition Board; Institute of Medicine; National Academies Press; 2013. Available from: https://www.ncbi.nlm.nih.gov/books/NBK201501/. Accessed 2020 Feb 3.
21. Heijnen S, Hommel B, et al. Neuromodulation of aerobic exercise: a review. Front Psychol. 2016 Jan 7; 6:1890. doi: 10.3389/ fpsyg.2015.01890.
22. Pignolo RJ. Exceptional human longevity. Mayo Clinic Proceedings. 2019 Jan; 94(1):110–124. Available from: https://www.mayoclinicproceedings.org/article/S0025-6196(18)30792-4/fulltext. Accessed 2020 Feb 3.

第六章

1. 在心房內所產生出的心房利鈉肽（Atrial natriuretic peptide），以及在心室內所

45 & Up Study. PLOS ONE. 2015 Jun 3; 10(6):e0127689. doi: 10.1371/journal.pone.0127689.

8. Pew Research Center. The future of well-being in a tech-saturated world. 2018 Apr 17. Available at: http://www.elon.edu/docs/e-web/imagining/surveys/2018_survey/Elon_Pew_Digital_Life_and_Well_ Being_Report_2018_Expanded_Version.pdf. Accessed 2020 Feb 3.
9. Harvard Health Publishing. Obesity: unhealthy and unmanly. Harvard Men's Health Watch. 2011 Mar. Available from: https://www.health.harvard.edu/mens-health/obesity-unhealthy-and-unmanly. Accessed 2020 Feb 3.
10. PennState News. Kinesiology class connects motivation and exercise through research. 2010 May 26. Available from: https://news.psu.edu/story/167008/2010/05/26/kinesiology-class-connects- motivation-and-exercise-through-research. Accessed 2020 Feb 3.
11. Armstrong B. How exercise affects your brain. Scientific American. 2018 Dec 26. Available from: https://www.scienti/camerican.com/ article/how-exercise-affects-your-brain/. See also: Armstrong B. How exercise affects your brain. Quick and Dirty Tips. 2018 Oct 30. Available from: https://www.quickanddirtytips.com/health-/tness/exercise/how-exercise-affects-your-brain. Accessed 2020 Feb 3.
12. U.S. Department of Health and Human Services. Physical activity guidelines for Americans. Last reviewed 2019 Feb 1. Available from: https://www.hhs.gov//tness/be-active/physical-activity-guidelines- for-americans/index.html. Accessed 2020 Feb 3.
13. 適度的有氧運動包括快走、游泳與跳舞等。適度的標準在於，運動時你能跟友伴聊天，但唱歌的話會喘不過氣來。
14. 激烈的有氧運動包括跑步、跳繩與踢足球。激烈的標準在於，只要你跟人講話馬上就會喘不過氣來。
15. Harvard School of Public Health. Physical activity guidelines: how much exercise do you need? 2013 Nov 20. Available from: https://www.hsph.harvard.edu/nutritionsource/2013/11/20/physical- activity-guidelines-how-much-exercise-do-you-

neuron circuit. ScienceMag. 2018 Sep 20. Available from: https://www.sciencemag.org/news/2018/09/ your-gut-directly-connected-your-brain-newly-discovered- neuron-circuit. Accessed 2020 Feb 3.

第五章

1. ScienceDaily. Leg exercise is critical to brain and nervous system health. 2018 May 23. Available from: https://www.sciencedaily. com/releases/2018/05/180523080214.htm. Accessed 2020 Feb 3.
2. Ratey J, Hagerman E. Spark: the revolutionary new science of exercise and the brain. New York: Little, Brown & Company; 2008, 56. See also: LaMothe K. Exercise, movement, and the brain. Psychology Today. 2015 Nov 30. Available from: https://www. psychologytoday.com/us/blog/what-body-knows/201511/exercise-movement-and-the-brain. Accessed 2020 Feb 3.
3. Stults-Kolehmainen MA, Sinha R. The effects of stress on physical activity and exercise. Sports Med. 2014 Jan; 44(1):81–121. doi: 10.1007/s40279-013-0090-5. See also: Leguizamon B. Can your stress hurt your fitness progress? InBody. 2018 Nov 21. Available from: https://inbodyusa.com/blogs/inbodyblog/can-your-stress- hurt-your-fitness-progress/. Accessed 2020 Feb 3.
4. Bennabi D, Vandel P, et al. Psychomotor retardation in depression: a systematic review of diagnostic, pathophysiologic, and therapeutic implications. BioMed Res Internat. 2013; Article ID 158746. doi: 10.1155/2013/158746.
5. J Nat Cancer Inst. Sedentary behavior increases the risk of certain cancers. 2014 Jul; 106(7):dju206. doi: 10.1093/jnci/dju206.
6. Meira LB, Bugni JM, et al. DNA damage induced by chronic inflammation contributes to colon carcinogenesis in mice. J Clin Invest. 2008 Jun; 118(7):2516–2525. doi: 10.1172/JCI35073.
7. Plotniko RC, Costigan SA, et al. Factors associated with higher sitting time in general, chronic disease, and psychologically-distressed, adult populations: findings from the

4. Pincock S. Nobel Prize winners Robin Warren and Barry Mar- shall. Lancet. 2005 Oct 22; 366(9465):1429. doi: 10.1016/ S0140-6736(05)67587-3.

5. Centers for Disease Control and Prevention. *Helicobacter pylori*: fact sheet for health care providers. 1998 Jul. Available from: https://tacks.cdc.gov/view/cdc/40603. Accessed 2020 Feb 3.

6. Levenstein S, Rosenstock S, et al. Psychological stress increases risk for peptic ulcer, regardless of *Helicobacter pylori* infection or use of nonsteroidal anti-in0ammatory drugs. Clin Gastroenterol Hepatol. 2015 Mar; 13(3):498–506.

7. Qin H-Y, Cheng C-W, et al. Impact of psychological stress on irritable bowel syndrome. World J Gastroenterol. 2014 Oct 21; 20(39):14126– 14131. doi: 10.3748/ wjg.v20.i39.14126.

8. Park SH, Videlock EJ, et al. Adverse childhood experiences are associated with irritable bowel syndrome and gastrointestinal symptom severity. Neurogastroenterol Motility. 2016 Aug; 28(8):1252–1260. doi: 10.1111/nmo.12826.

9. Oligschlaeger Y, Yadati T, et al. In0ammatory bowel disease: a stressed "gut/feeling." Cells. 2019 Jun; 8(7):659. doi: 10.3390/ cells8070659.

10. KumamotoCA.In0ammationandgastrointestinalCandida colonization. Curr Opin Microbiol. 2011 Aug; 14(4): 386–391. doi: 10.1016/j.mib.2011.07.015.

11. A treatment protocol used by doctors who practice functional medicine as outlined by the Institute for Functional Medicine (https:// www.ifm.org/). 功能醫學的重點在於研究疾病發生的過程與起源，其目的在於恢復患者的健康，而非控制症狀。

12. 巴夫洛夫開創了心理學的「古典制約」理論。他有一項實驗非常有名。每次餵狗時，他都會搖鈴，最後每當鈴聲響起，狗兒就會流口水，不論他是否真的要餵狗兒吃東西。

13. Chong PP, Chin VK, et al. The microbiome and irritable bowel syndrome—a review on the pathophysiology, current research and future therapy. Front Microbiol. 2019 Jun 10; 10:1136. doi: 10.3389/ fmicb.2019.01136.

14. Underwood E. Your gut is directly connected to your brain, by a newly discovered

第三章

1. Li P, Janczewski WA, et al. The peptidergic control circuit for sighing. Nature. 2016 Feb 8; 530:293–297. doi: 10.1038/nature16964.
2. Benson H, Klipper MZ. The relaxation response. New York: William Morrow; 2000.
3. Kabat-Zinn J. Wherever you go, there you are: mindfulness meditation in everyday life. New York: Hachette Books; 2005.
4. Yackle K, Schwarz L A, et al. Breathing control center neurons that promote arousal in mice. Science. 2017 Mar 31; 355(6332):1411–1415. Available from: doi: 10.1126/science.aai7984.
5. Bhasin MK, Dusek JA, et al. Relaxation response induces temporal transcriptome changes in energy metabolism, insulin secretion and inflammatory pathways. PLOS ONE. 2013 May 1; 8(5):e62817. doi: 10.1371/journal.pone.0062817.
6. Genome Alberta. Gene expression in meditative and yogic practices. Genomics Blog. 2015 Nov 6. Available from: http://genomealberta.ca/genomics/gene-expression-in-meditative-and-yogic-practices.aspx. Accessed 2020 Feb 24.

第四章

1. Gershon MD. The second brain: a groundbreaking new under- standing of nervous disorders of the stomach and intestine. New York: Harper Perennial; 1999. See also Hadhazy, A. Think twice: how the gut's "second brain" in0uences health and well-being. Scientific American. 2010 Feb 12. Available from: https://www. scientificamerican.com/article/gut-second-brain/. Accessed 2020 Feb 3.
2. Clapp M, Aurora N, et al. Gut microbiota's effect on mental health: the gut-brain axis. Clin Pract. 2017 Sep 15; 7(4):987. doi: 10.4081/ cp.2017.987.
3. Peirce JM, Alviña K. The role of in0ammation and the gut micro- biome in depression and anxiety. J Neurosci Res. 2019 May 29; 97(10):1223–1241. doi: 10.1002/jnr.24476.

7. Dweck CS. Mindset: the new psychology of success. London: Robin- son;2012.
8. Clay R A. Don't cry over spilled milk—the research on why it's important to give yourself a break. CE Corner. 2016 Sep; 47(8): 70. Available from: https://www.apa.org/monitor/2016/09/ce-corner. Accessed 2020 Feb 3.
9. Psychology Today. What is mindfulness? No date. Available from: http://www.psychologytoday.com/us/basics/mindfulness. Accessed 2020 Feb 3.

第二章

1. Bailey R. An introduction to hormones. ThoughtCo. 2018 Nov 4. Available from: https://www.thoughtco.com/hormones-373559. Accessed 2019 Jun 16.
2. National Institutes of Health. Why is the BRAIN initiative needed? No date. Available from: https://braininitiative.nih.gov/about/ overview. Accessed 2019 Nov 26.
3. Estro Marano H. Our brain's negative bias. Psychology Today. 2003 Jun 20. Available from: https://www.psychologytoday.com/ us/articles/200306/our-brains-negative-bias. Accessed 2020 Feb3.
4. Hanson R. Hardwiring happiness: the new brain science of contentment, calm, and confidence. New York: Harmony; 2013.
5. Mel Robbins. 10 ways to change your mindset right now. 2018 Dec. Available from: https://www.dropbox.com/s/ukkislm0rf32ojk/10WaysToChangeYourMindset.pdf. Accessed 2019 Jun 17.
6. Bergland, C. The neuroscience of savoring positive emotions. Psychology Today. 2015 Jul 24. Available from: https://www.psychologytoday.com/us/blog/the-athletes-way/201507/the- neuroscience-savoring-positive-emotions. Accessed 2019 Nov 26.
7. Dr. Norman Doidge在此詳述了許多關於神經可塑性的有趣案例，請見Doidge N. The brain that changes itself: stories of personal triumph from the frontiers of brain science. New York: Penguin Books; 2007.
8. Castillo M. Boosting your brain, part 1: the couch potato. Am J Neuroradiol. 2013 Apr; 34(4):693–695. doi: 10.3174/ajnr.A3189.

注釋

前言

1. Beckman T.「在所有去看醫師的患者中，有百分之六十到九十的患者是為了解決與壓力有關的病痛。」LinkedIn. 2016 Apr 5. 資料來源：https://www.linkedin.com/pulse/citations-90-all- doctors-office-visits-stress-related-tom-beckman. Accessed 2019 Jun 13.

第一章

1. 蓋吉因腦傷而改變性格，這是第一個被記錄的病例。當時有許多神經學家與心理學家研究他的情況。他的案例在醫學與心理學文章中經常成為參考文獻。關於他的故事，更多內容請參閱Macmillan M. Phineas Gage—Unravelling the myth. Psychologist. 2008 Sep; 21:828–831.
2. Nasrallah HA. Brain and mind assessment in psychiatry. Current Psychiatry. 2013 Mar; 12(3):8–9.
3. Journal Psyche Blog. Freud's model of the human mind. No date. Available from: http://journalpsyche.org/understanding-the-human-mind. Accessed 2020 Feb 24.
4. Lipton BH. The biology of belief: unleashing the power of consciousness, matter & miracles. Carlsbad, CA: Hay House; 2016.
5. Crum A. Change your mindset, change the game. TEDXTraverseCity. [Video] 2014 Oct 15. Available from: https://www.youtube.com/watch?v=0tqq66zwa7g. Accessed 2020 Feb 3.
6. 凱薩醫療機構（Kaiser Permanente）與美國疾病管制與預防中心進行了大量的相關研究，兒童逆境經驗與創傷經驗會嚴重影響成年後的健康狀態，並直接造成許多社會問題。更多資訊與研究請參閱網站：https://www.cdc.gov/violenceprevention/acestudy/about.html. Accessed 2020 Feb 3.

身體文化171

超減壓的BMW身心自療法：
哈佛醫學專家教你重新設定身心狀態，對抗疼痛、焦慮與自律神經失調

The Mind-Body Cure: Heal Your Pain, Anxiety, and Fatigue by Controlling Chronic Stress

作　　者—蓓兒．帕瓦（Bal Pawa）
譯　　者—劉宗為
主　　編—郭香君
責任編輯—許越智
責任企畫—張瑋之
美術設計—木木Lin
內文排版—張瑜卿
編輯總監—蘇清霖
董 事 長—趙政岷
出 版 者—時報文化出版企業股份有限公司
一〇八〇一九臺北市和平西路三段二四〇號四樓
發行專線／（〇二）二三〇六—六八四二
讀者服務專線／〇八〇〇—二三一—七〇五
（〇二）二三〇四—七一〇三
讀者服務傳真／（〇二）二三〇四—六八五八
郵撥／一九三四—四七二四時報文化出版公司
信箱／一〇八九九臺北華江橋郵局第九九信箱
時報悅讀網—www.readingtimes.com.tw
綠活線臉書—https://www.facebook.com/readingtimesgreenlife
法律顧問—理律法律事務所　陳長文律師、李念祖律師
印　　刷—綋億印刷有限公司
初版一刷—二〇二一年十一月十九日
定　　價—新台幣四五〇元

超減壓的BMW身心自療法：哈佛醫學專家教你重新設定身心狀態，對抗疼痛、焦慮與自律神經失調
蓓兒．帕瓦（Bal Pawa）著；劉宗為譯.
---初版---臺北市：時報文化出版企業股份有限公司，2021.11
面；14.8×21公分. ---（身體文化;171）
譯自：The Mind-Body Cure: Heal Your Pain, Anxiety, and Fatigue by Controlling Chronic Stress
ISBN 978-957-13-9587-6（平裝）

1.健康法　2.呼吸法　3.心靈療法

411.1　　110017364

時報文化出版公司成立於一九七五年，並於一九九九年股票上櫃公開發行，
於二〇〇八年脫離中時集團非屬旺中，以「尊重智慧與創意的文化事業」為信念。

ISBN 978-957-13-9587-6
Printed in Taiwan